Sanft fasten mit Obstsäften, Gemüsedrinks und Tees

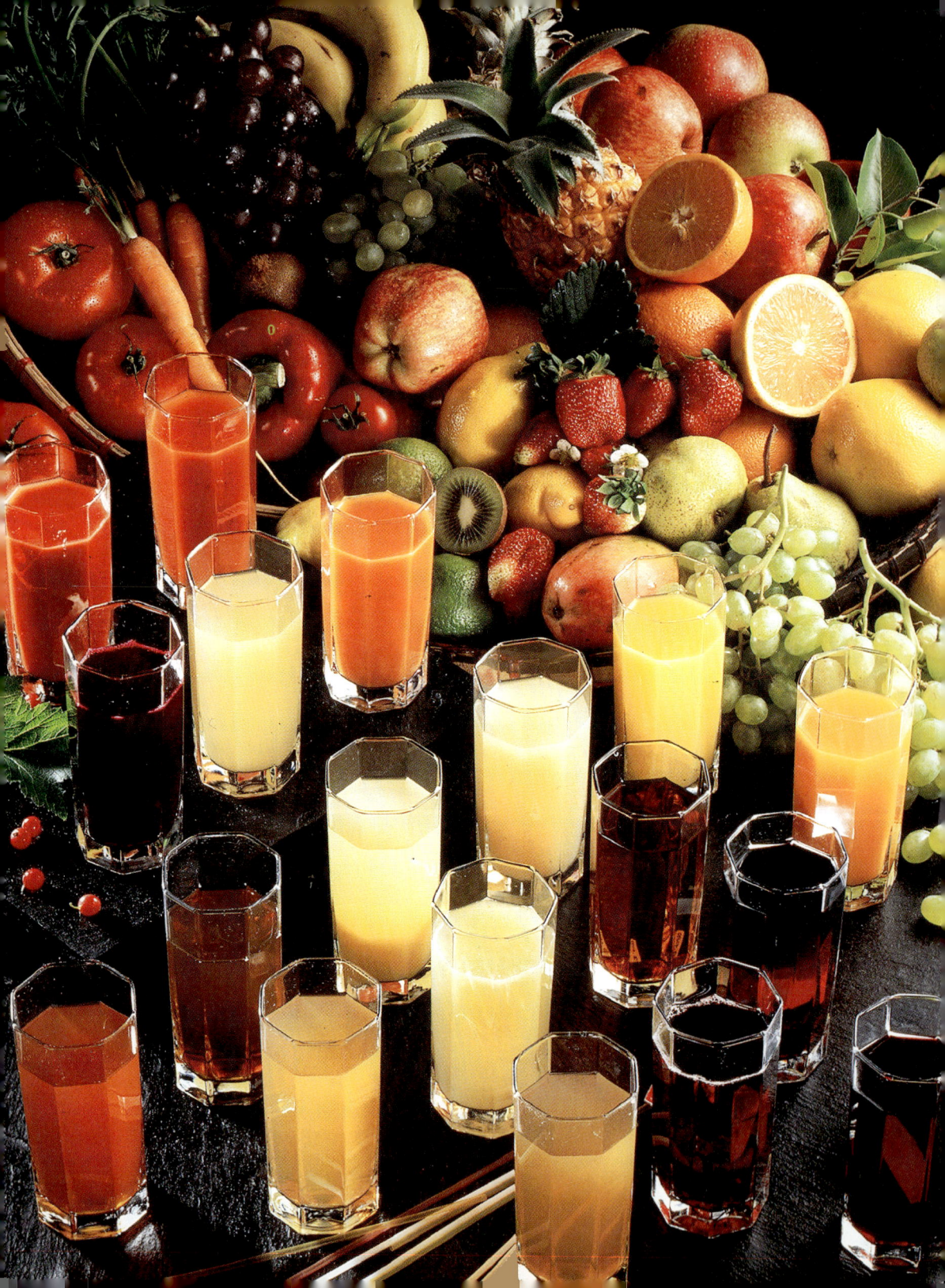

Gerhard Leibold

Sanft fasten mit Obstsäften, Gemüsedrinks und Tees

- Kurtage für schnelles Abnehmen
- Kurzfasten bei akuten Beschwerden
- Regelmäßige Fastentage
- Frühjahrs- und Herbstkuren

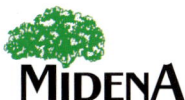

Der Autor: Gerhard Leibold, Heilpraktiker und Psychotherapeut, ist international bekannt als Autor von über 400 Büchern zu medizinischen und psychologischen Themen. Er ist Gastdozent für Naturheilkunde und psychosomatische Medizin an ausländischen Akademien und ständiger Mitarbeiter in- und ausländischer Fachzeitschriften.

Hinweis: Die Inhalte des vorliegenden Ratgebers sind sorgfältig recherchiert und erarbeitet. Dennoch kann aus rechtlichen Gründen weder vom Autor noch vom Verlag eine Haftung oder Gewähr übernommen werden.

Es ist nicht gestattet, Abbildungen dieses Buches zu scannen, in PCs oder auf CDs zu speichern oder in PCs/Computern zu verändern oder einzeln oder zusammen mit anderen Bildvorlagen zu manipulieren, es sei denn mit schriftlicher Genehmigung des Verlages.

Die Deutsche Bibliothek – CIP-Einheitsaufnahme

Leibold, Gerhard:
Sanft fasten mit Obstsäften, Gemüsedrinks und Tees : Kurtage für schnelles Abnehmen, Kurzfasten bei akuten Beschwerden, regelmäßige Fastentage, Frühjahrs- und Herbstkuren / Gerhard Leibold.
– Augsburg : Midena, 1999
  ISBN 3-310-00548-8

Midena Verlag, Augsburg
© 1999 Weltbild Verlag GmbH, Augsburg
Alle Rechte vorbehalten

Redaktion: Franz Leipold
Fotos: Archiv für Kunst und Geschichte, S. 8, 9; Mauritius/Rosenfeld S. 2, 65, –/Kerth S. 13, –/Fotofile S. 20, –/Poehlmann S. 24, –/AGE S. 27, 49, 93, 109, 127 –/Clasen S. 29, 45, –/ACE S. 35, 73, –/Beck S. 40, –/Gebhardt S. 52, –/Jiri S. 55, –/Powerstock S. 81, –/Fichtl S. 87, 103 –/Glamour Intern. S. 99, –/Reinhard S. 105, –/Filser S. 118, –/Pigneter S. 122; Image Bank/David de Lossy S. 17, –/Mascardi S. 60, –/Curto S. 69, –/Hince S. 83, –/Silva S. 85, –/Murray S. 112, –/Schneider S. 113, –/Gordon S. 126
Umschlaggestaltung: S/L Kommunikation
Umschlagfotos: Stock Food/Jan-Peter Westermann (Hintergrund), Box Office/Superbild (Einklinker)
Druck und Bindung: Franz Spiegel Buch GmbH, Ulm

Printed in Germany

ISBN 3-310-00548-8

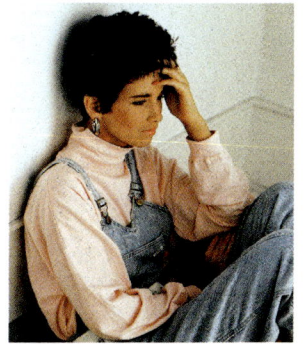

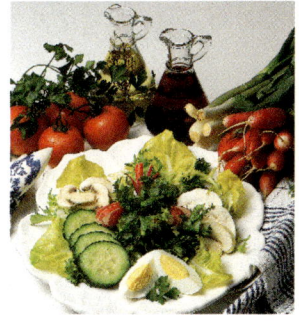

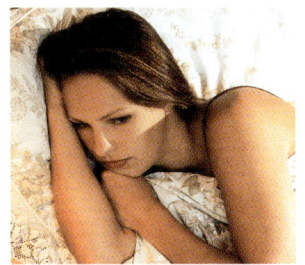

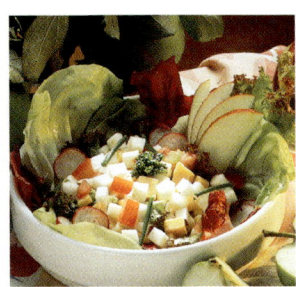

Vorwort

▬ Gründliche Entschlackung, rasche Gewichtsabnahme, Steigerung der körpereigenen Widerstandskräfte, allgemeine Anregung und besseres seelisch-geistiges Befinden – kann man das tatsächlich alles durch Fasten erreichen? Wer sich je einer Fastenkur unterzogen hat, wird diese (und andere) Wirkungen oft begeistert bestätigen. Leider geriet die »unblutige Operation«, wie man Fasten bezeichnet, über den Fortschritten der modernen Schulmedizin einige Zeit fast in Vergessenheit. Es fällt ja auch ungleich leichter, Symptome durch chemische Arzneimittel massiv zu unterdrücken.

Aber immer mehr Menschen erkennen inzwischen, daß diese Form der Therapie in eine Sackgasse führt. Gewiß, die Medikamente entlasten rasch von den Beschwerden, aber zur umfassenden Heilung tragen sie häufig nur wenig bei. Der Erfolg hält daher oft nicht lange an. Deshalb gewinnt das Heilfasten wieder mehr Anhänger, die sich aktiv selbst um die Erhaltung oder Wiederherstellung ihrer Gesundheit zu bemühen.

Freilich reicht Fasten allein nicht aus. Vielmehr muß es Anlaß sein, die zumeist falsche Ernährungs- und Lebensweise als Grundursache zahlreicher Krankheiten konsequent zu reformieren oder wenigstens die gröbsten Fehler auszumerzen. Erst dann entfaltet es seine volle Wirkung.

Als eines der ältesten Naturheilverfahren der Volksmedizin wird Fasten traditionell zur Selbsthilfe durchgeführt. Insbesondere empfiehlt es sich zur regelmäßigen Gesundheitsvorsorge und zur Soforthilfe bei akuten Erkrankungen.

In diesem Buch erfahren Sie, wie Fastenkuren ablaufen; Sie lernen die vielfältigen Wirkungen und Heilanzeigen, aber auch Gegenanzeigen und Vorsichtsmaßnahmen kennen. Zu Ihrem ersten Versuch wünsche ich Ihnen viel Erfolg.

Gerhard Leibold

Geschichte des Fastens

▪ Die Ursprünge des Fastens in grauer Vorzeit lassen sich heute nicht mehr nachvollziehen. Jedenfalls gehört das Fasten zu den frühesten Heilverfahren der Menschheit.

Fasten in den Weltreligionen

Die ältesten Überlieferungen zum Fasten stammen aus Indien. Die traditionelle hinduistische Religion enthielt bereits ausführliche Anweisungen zum Fasten und zum Verzicht auf »unreine« Speisen und Getränke.

Diese Fastentradition stand auch Pate beim Buddhismus. Sein Begründer Gautama Buddha (550 – 470 v. Chr.) ernährte sich jahrelang nur von Reis, Samen und Gräsern, um durch diese Askese zur Erleuchtung zu gelangen. In dieser Zeit entstanden seine religiös-weltanschaulichen Lehren, die vom langen Fasten mit beeinflußt wurden.

Die Lehren Buddhas wurden durch langes Fasten beeinflußt.

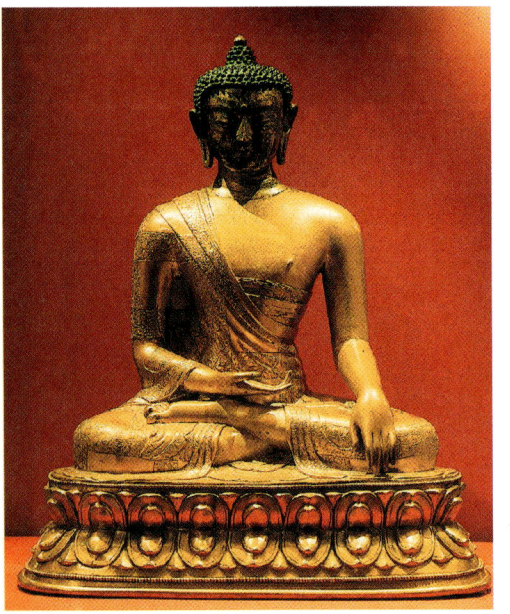

Schon früh kannte auch das Judentum das Fasten. Vor allem die Sekten der Essener und Nasiräer hielten bis zu 40 Tage lange Fastenperioden ein. Mehr noch achteten die Juden allerdings auf »reine« Speisen.

Im Islam spielt das Fasten ebenfalls eine Rolle. Im Koran finden sich mehrere Anweisungen zum Fasten, unter anderem auch schon als Heilmittel bei Krankheiten. Im Fastenmonat Ramadan verzehrt der gläubige Muslim vor Sonnenuntergang keine Nahrung.

Das frühe Christentum schätzte Fasten besonders zur spirituellen Entwicklung. Heute kennt das westliche Christentum Aschermittwoch und Karfreitag als Fastentage sowie den Fleischverzicht an Freitagen. In den Ostkirchen gibt es noch mehr Fastengebote. Das Wort Fasten steckt auch in der Fastnacht, also der Nacht vor dem Fasten am Aschermittwoch.

Fasten als Heilverfahren

Obwohl Heilfasten auch in der Medizin auf eine jahrtausendelange Tradition zurückblickt, gibt es genauere Angaben dazu erst in der Neuzeit. Einer der Pioniere des Fastens war im 18. Jahrhundert Pater Bernhard von Malte; er ergänzte das Fasten durch andere Naturheilverfahren und achtete bereits auf die Reform falscher Ernährungsgewohnheiten nach der Fastenkur. Um die gleiche Zeit berichtete der italienische Arzt Alfons Ferrus über gute therapeutische Erfolge mit Heilfasten.

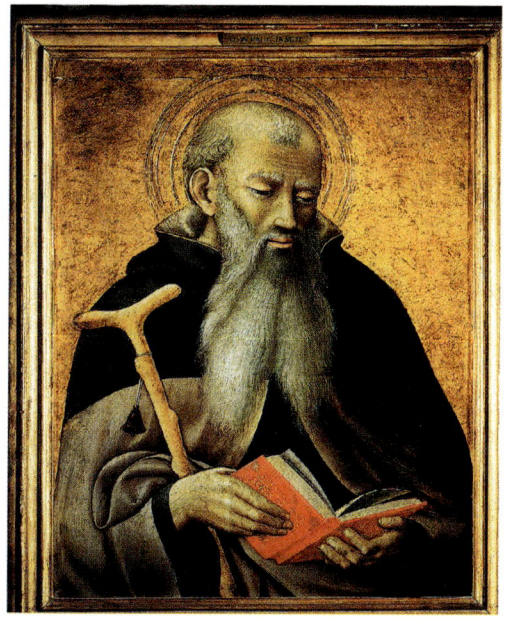

Viele Kirchenväter wie der Heilige Antonius haben lang und streng gefastet.

Erst im 19. Jahrhundert fand Fasten als Heilmittel in ganz Europa Beachtung. Unter anderem ist der schwedische Professor Osbeck zu erwähnen, der ab 1840 das Heilfasten erforschte.

Die Geschichte des modernen Heilfastens beginnt in den USA mit H. Tanner und E. H. Dewey. Im Juni 1880 führte Tanner einen 40tägigen Selbstversuch durch, um Zweifel und Vorurteile der Schulmedizin gegen das Fasten zu widerlegen. Auf seinen Erfahrungen baute Dewey das Fasten dann zu einem wissenschaftlich fundierten Heilverfahren aus.

In Deutschland wurden Fastenkuren im 19. Jahrhundert vor allem von den Ärzten Möller und Riedlin eingeführt. Später machte sich besonders der »Fastenarzt« Buchinger um das Heilfasten verdient. Aufgrund eigener schwerer Krankheit widmete er sich intensiv der Erforschung und wissenschaftlichen Begründung des Heilfastens.

Fasten aus medizinischer Sicht

Fasten aktiviert die Selbstheilungskräfte des Körpers.

■ Fasten wirkt vielfältig auf zahlreiche Körperfunktionen. Darüber hinaus treten auch seelisch-geistige Reaktionen ein, die ähnlich wichtig wie die körperlichen Wirkungen sein können. Somit erfüllt das Heilfasten eine Grundforderung der Naturmedizin: den Menschen als Ganzheit zu erfassen und alle seine Abwehr- und Selbstheilungsregulationen zu aktivieren.

Hauptwirkungen des Fastens

Mit dem Fasten verbinden die meisten Menschen die Vorstellung, daß dabei Übergewicht radikal abgebaut wird. Das gehört natürlich zu den wichtigen Wirkungen des Fastens, weil die überflüssigen Pfunde ein Gesundheitsrisiko darstellen. Aber es wäre verfehlt, Fasten lediglich als rasch wirksame Abmagerungskur zu verstehen.

Mit Fasten können sie viel erreichen

- Gründliche Entschlackung und Entgiftung des Körpers
- Aktivierung des Immunsystems
- Seelisch-geistige Umstimmung und damit ein ganz neues Lebensgefühl

Es gibt kaum ein anderes Heilverfahren, das so umfassend und tiefgreifend wie Heilfasten wirken kann.

Entschlackung und Entgiftung

All die biochemischen Lebensfunktionen, die in jeder Sekunde im Körper ablaufen, hinterlassen Schlacken und giftige Endprodukte. Sie werden in der Leber abgebaut und anschließend über Nieren und Darm ausgeschieden. Dieser lebenswichtige Vorgang ist heute bei vielen Menschen chronisch gestört.

Warum ist Entschlacken wichtig?

Falsche Ernährung, Mißbrauch von Genußmitteln, Bewegungsmangel und zunehmend auch die Schadstoffe in der Umwelt überfordern die Leber und die anderen Ausscheidungsorgane. Das führt zur Ablagerung von Schlacken und Giftstoffen in Zellen und Geweben. Dieser chronische Zustand verursacht selbst zwar keine typischen Symptome, gehört aber zu den Grundursachen vieler Krankheiten. Als häufigste Folgen gelten frühzeitiges Altern, Arteriosklerose, Schwächung des Immunsystems, Stoffwechselstörungen, rheumatische Krankheiten, Hautleiden und erhöhtes Krebsrisiko – Gesundheitsschäden also, die heute gehäuft vorkommen.

In den ersten Tagen der Fastenkur wird der Schlacken- und Giftabbau nur mäßig angeregt. Zunächst verbraucht der Körper seine Kohlenhydratreserven in der Leber und in den Muskeln sowie die Fettdepots. Gleichzeitig schränkt er den Stoffwechsel ein, um Energie zu sparen.

Später werden die Körperfunktionen auf »Sparflamme« geschaltet, und der Organismus erschließt sich durch Abbau alter, geschwächter und kranker Zellen und Gewebe neue »Notreserven«. Schlacken und Giftstoffe werden dabei im Stoffwechsel regelrecht »verbrannt«, Zellen und Gewebe können sich verjüngen und regenerieren. Darüber hinaus werden die körpereigenen Abwehr- und Entgiftungsfunktionen aktiviert, um Krankheitsursachen aus eigener Kraft zu überwinden. Nicht im Stoffwechsel »verbrannte« Schlacken und Gifte scheidet der Körper vermehrt aus.

Diese gründliche Reinigung bedeutet eine erhebliche Belastung für Stoffwechsel, Leber, Nieren, Darm und Blut. Da der Organismus aber keine Nahrung zu verwerten hat, kann er sich voll auf die Entschlackung und Entgiftung konzentrieren und wird normalerweise

Fasten unterstützt den Organismus, schädliche Stoffwechselschlacken zu entgiften und auszuscheiden.

durch die zusätzliche Belastung nicht überfordert. Allerdings setzt das intakte Leber-, Nieren- und Darmfunktionen voraus; lassen Sie sich im Zweifelsfall von Ihrem Arzt beraten.

Was bewirkt eine gründliche Entschlackung?

Die gründliche Entschlackung und Entgiftung gehört zu den wichtigsten Wirkungen des Fastens. Die Körperfunktionen werden allgemein gestärkt, Zellen und Gewebe können sich regenerieren, und Blockaden des Immunsystems werden aufgehoben. Diese Wirkungen halten längere Zeit an und können bei Bedarf durch weitere Fastenkuren verbessert werden.

Viele Tips zu Frühjahrs- und Herbstkur finden Sie auf Seite 39ff.

Bevorzugt führt man Fastenkuren zu diesem Zweck im Frühjahr und Herbst durch. Die Frühjahrskur hilft besonders gegen die verbreitete Frühjahrsmüdigkeit, die sich unter anderem aus vermehrter Schlackenbildung in der kühleren Jahreszeit erklärt; die Herbstkur bereitet vor allem das Immunsystem auf die erhöhten Risiken im Winter vor.

Gewichtsreduktion bei Übergewicht

Fasten als radikalste Form einer Schlankheitskur kann mäßiges Übergewicht schnell reduzieren. Man geht davon aus, daß die Einsparung von 7000 bis 7500 Kalorien 1 kg Körpergewicht abbaut. Wer normalerweise 3000 Kalorien täglich zuführt, erhält beim Fasten also wöchentlich rund 21 000 Kalorien weniger, das entspricht etwa 3 kg Gewichtsabnahme. Bei leichterem Übergewicht gelangt man demnach oft schon durch eine Kurzfastenkur zum Normalgewicht.

Mit einer Fastenkur können Sie ca. 3 kg Gewicht pro Woche abbauen.

Auch bei stärkerem Übergewicht empfiehlt sich einleitend meist diese radikale Gewichtsabnahme. Zwar genügt eine siebentägige Kurzkur nicht, um das Normalgewicht zu erreichen, aber die einleitende rasche Gewichtsabnahme motiviert gut zum Durchhalten.

Fastenkur und Reduktionsdiät

Eine längere strenge Fastenkur wird nach fachlicher Verordnung bei starkem Übergewicht durchgeführt, in der Regel im Sanatorium. Häufig genügt es aber auch, nach der raschen Gewichtsabnahme während der ersten 7 Tage mit einer vollwertigen Reduktionsdiät fortzufahren, die täglich 1200 bis 1500 Kalorien enthält. Dadurch wird das bestehende Übergewicht allmählich schonend weiter abgebaut, ungefähr 1 bis 1,5 kg wöchentlich.

Freilich lehrt die praktische Erfahrung, daß bis zu 90 % der Übergewichtigen, die durch Fasten und Reduktionsdiät an Gewicht verloren, bereits nach spätestens einem Jahr erneut an Übergewicht leiden. Ein bleibender Erfolg stellt sich naturgemäß nur dann ein, wenn man nach beendeter Kur die gewohnte Ernährung, die das Übergewicht verursachte, konsequent verändert. Nur unter dieser Voraussetzung gelingt es, das normalisierte Körpergewicht auf Dauer zu halten. Dazu kann es auch erforderlich werden, die psychischen Ursachen des Übergewichts gezielt zu beeinflussen. Wenn

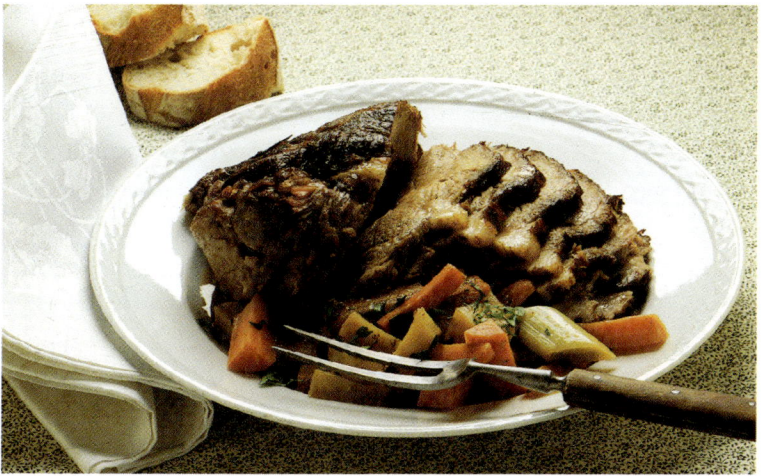

Nach dem Fasten müssen falsche Ernährungsgewohnheiten konsequent umgestellt werden.

das nicht berücksichtigt wird, droht der berüchtigte Jo-Jo-Effekt mit dauernd wechselndem Körpergewicht und immer neuen Diäten.

Gelegentlich kann Fasten bei Übergewicht zu einer suchtartigen Eßstörung führen. Insbesondere bei Frauen, die bereits mehrfach eine Schlankheitskur durchführten, entwickelt sich unter Umständen Magersucht (Anorexie) oder Eß-Brech-Sucht (Bulimie), wenn die Fastenkur nicht psychotherapeutisch unterstützt wird. Fasten darf in solchen Fällen aber nicht als Ursache der Eßstörung mißverstanden werden. Die psychische Tendenz dazu war bereits vorhanden und wäre auch ohne die Fastenkur durchgebrochen.

Wenn bereits eine suchtartige Eßstörung besteht, ist Fasten strikt verboten.

Aktivierung des Immunsystems

Viele Menschen leiden heute an einer verstärkten Anfälligkeit für bestimmte Krankheiten, beispielsweise Erkältungen. Das deutet auf eine chronische Schwächung der körpereigenen Abwehrkräfte und Selbstheilungsregulationen hin. Hauptsächlich erklärt sich dieser Zustand aus der üblichen Fehlernährung mit Ansammlung giftiger Endprodukte im Körper, Bewegungsmangel und Aufnahme von Umweltschadstoffen. Im Lauf der Zeit begünstigt diese Immunschwäche auch ernstere Krankheiten, zum Beispiel Krebs.

Fasten stärkt das Immunsystem

Fasten eignet sich ausgezeichnet, um die Immunfunktionen wieder so zu »schärfen«, daß sie Erkrankungen wirksamer vorbeugen und schneller ausheilen. Diese Wirkung erklärt sich zunächst aus der tiefgreifenden Umstimmung, die der starke Reiz des Fastens einleitet. Danach werden die Abwehr- und Selbstheilungsregulationen wieder wirksamer. Selbst langjährige Erkrankungen, die vorher hartnäckig jeder Behandlung widerstanden, können durch die Umstimmung gebessert oder sogar geheilt werden.

Hinzu kommt, daß Entschlackung und Entgiftung die Blockaden des Immunsystems aufheben. Auch körpereigene Reizstoffe, die beispielsweise bei Entzündungen entstehen und chronische Schmerzen verursachen, werden durch Fasten entfernt. Überdies kann sich der von Verarbeitung der Nahrung entlastete Organismus voll auf die Abwehr und Selbstheilung konzentrieren.

Fasten entfernt körpereigene Reizstoffe, die chronische Schmerzen verursachen.

Die Aktivierung des »inneren Arztes«, wie man das Immunsystem oft nennt, gehört neben Entschlackung und Entgiftung zu den wichtigsten Wirkungen des Heilfastens. Nahezu alle Erkrankungen werden dadurch günstig beeinflußt.

Seelisch-geistige Reaktionen

Fasten stellt in unserer Überflußgesellschaft eine extreme Ausnahmesituation dar, die auch zur seelisch-geistigen Umstimmung führt. Da Körper und Seelenleben in ständiger Wechselbeziehung stehen, wirken sich die seelisch-geistigen Reaktionen günstig auf den gesamten Organismus aus.

Vegetative Umschaltung durch Fasten

Die Wirkungen des Fastens auf den seelisch-geistigen Bereich kommen vorwiegend über das vegetative, dem Willen nicht unterstehende Nervensystem zustande. Im allgemeinen überwiegt darin am Tag der Sympathikusanteil, der für Aktivität und Energieverbrauch zuständig ist. Im Verlauf der Fastenkur gewinnt der Parasympathikusanteil die Oberhand, der als Gegenspieler des Sympathikus für Beruhigung, Entspannung und Energiesammlung sorgt.

Diese vegetative Umschaltung tritt bereits nach wenigen Tagen ein: Gedächtnis, geistige Leistungsfähigkeit und Stimmung bessern sich, negative Gedanken verschwinden, man denkt klarer und positiver. Viele Probleme, Sorgen und Konflikte des Alltags, die vielleicht schon lange belasten, werden aus einem neuen Blickwinkel betrachtet und verlieren dabei an Bedeutung. Das klarere, positivere Denken zeigt dann neue Lösungen auf, die zuvor durch eingeschliffene Denkgewohnheiten verstellt waren.

Symbolisch kann man diese Wirkungen durchaus als eine Art »seelisch-geistige Entgiftung« verstehen: Die psychischen Selbstheilungskräfte werden aktiviert. Das hält oft noch lange nach beendeter Fastenkur an, verändert vielleicht das gesamte weitere Leben tiefgreifend. Allerdings müssen Sie sorgsam darauf achten, daß sich nach dem Fasten nicht unmerklich doch wieder die alten Denkgewohnheiten und negativen Vorstellungen einschleichen.

Fasten steigert die geistige Leistungsfähigkeit und bessert die Stimmung.

Heilanzeigen des Fastens

Fasten wirkt tiefgreifend und universell auf den ganzen Menschen. Dementsprechend zeichnet es sich durch zahlreiche Anwendungsmöglichkeiten aus. Insbesondere die verbreiteten Zivilisationskrankheiten – Folgen der üblichen falschen Ernährungs- und Lebensgewohnheiten – lassen sich durch Fastenkuren vermeiden oder ausheilen.

Regelmäßige Gesundheitsvorsorge

Regelmäßiges Fasten beugt vielen Zivilisationskrankheiten vor.

Zu den wichtigsten Anwendungsgebieten des Heilfastens gehört die Verbesserung des Gesundheitszustands und die Vorbeugung von Krankheiten. Diese Gesundheitsvorsorge richtet sich vor allem gegen die Folgen der üblichen falschen Ernährungs- und Lebensweise, die zur chronischen Gift- und Schlackenbelastung des Körpers und Schwächung des Immunsystems führen. Diese Zustände gelten heute als wichtigste Grundursachen vieler Erkrankungen.

Heilfasten beseitigt sowohl die Gift- und Schlackenbelastung des Körpers als auch die Schwächung des Immunsystems. Damit entfallen die beiden Hauptrisiken vieler verbreiteter Krankheiten. Darüber hinaus beeinflußt Fasten auch noch zahlreiche individu-

elle Risikofaktoren, angefangen bei Übergewicht und erhöhten
Blutfettwerten bis hin zur chronischen Überreizung des vegetati-
ven Nervensystems durch Streß, Hektik und Reizüberflutung des
modernen Alltags.

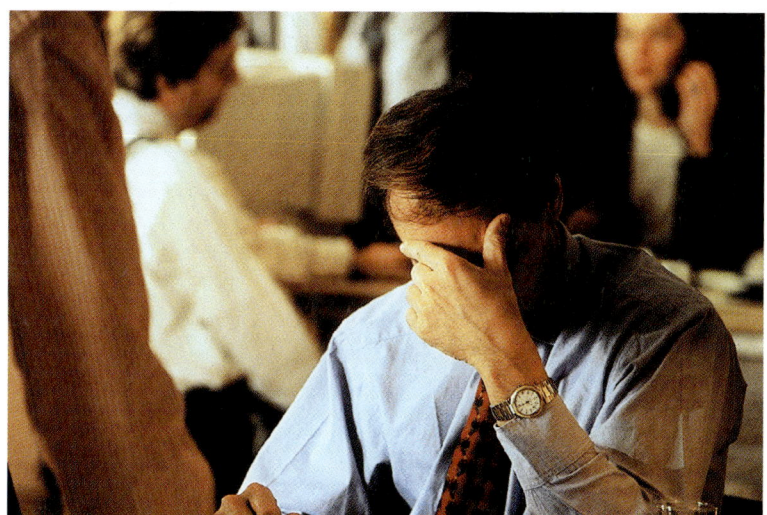

*Chronischer Streß
wird durch Fasten
positiv beeinflußt.*

Bereits bestehende Funktionsstörungen im Vorfeld organischer
Krankheiten lassen sich durch Fasten ebenfalls regulieren. Nicht
zuletzt kann Heilfasten durch Regeneration und Verjüngung der
Zellen und Gewebe sogar vorzeitige Alterserscheinungen wieder
rückgängig machen.

*Fasten kann vor-
zeitige Alters-
erscheinungen
wieder rück-
gängig machen.*

Diese vielfältigen Anwendungsmöglichkeiten empfehlen
Fasten uneingeschränkt zur regelmäßigen Gesundheitsvorsorge.
Absoluten Schutz vor Erkrankungen bietet das zwar nicht (den gibt
es nie), aber die Chancen auf dauerhaft bessere Gesundheit steigen
deutlich.

Noch wichtiger wird vorbeugendes Fasten natürlich, wenn
bereits erste Anzeichen einer Gesundheitsstörung bestehen. Das
gilt vor allem für allgemeine Leistungsschwäche, abnorme Anfälligkeit für viele Krankheiten, Übergewicht, erhöhte Blutfette und
andere ungewöhnliche Laborwerte. In solchen Fällen kann Fasten

die Störungen wieder beseitigen, ehe sich daraus vielleicht eine ernstere Krankheit entwickelt.

Stellen Sie mit der Fastenkur falsche Lebens- und Ernährungsgewohnheiten um.

Sinnvoll erscheint die Gesundheitsvorsorge durch Fastenkuren allerdings nur, wenn gleichzeitig die falschen Ernährungs- und Lebensgewohnheiten konsequent reformiert werden. Andernfalls treten die Warnzeichen und Risikofaktoren bald erneut auf. Fasten zur Gesundheitsvorsorge bedeutet also immer eine Wende hin zum insgesamt gesundheitsbewußteren Leben. Wer das nicht beachtet, wird zwar auch einigen Nutzen aus regelmäßigen Fastenkuren ziehen, aber niemals optimale Wirkungen erzielen.

Heilfasten bei Krankheiten

Die umfassenden Wirkungen des Fastens empfehlen es zur Basistherapie bei vielen Erkrankungen. Manchmal genügt die Fastenkur allein zur Behandlung, häufig wird sie aber durch andere Naturheilverfahren ergänzt. Deren Wirksamkeit verbessert sich durch die Umstimmung, die Fasten auf Körper, Geist und Seelenleben ausübt.

Selbsthilfe beschränkt sich allerdings auf offensichtlich banale Gesundheitsstörungen, zum Beispiel eine Erkältung oder vorübergehende Magen-Darm-Verstimmung. In allen anderen Fällen, insbesondere bei unklaren stärkeren oder chronischen Beschwerden, bleibt die Fastentherapie fachlicher Verordnung vorbehalten, unter Umständen muß sie dann sogar in darauf spezialisierten Kliniken oder Sanatorien durchgeführt werden.

Bei diesen Erkrankungen hilft Fasten

- **Herz-Kreislauf-Erkrankungen** mit Arteriosklerose, erhöhten Blutfettwerten und Bluthochdruck, die als »Zivilisationsseuchen« häufig durch falsche Ernährungs- und Lebensgewohnheiten begünstigt werden. Fasten normalisiert die Risikofaktoren Übergewicht und erhöhte Blutfettwerte, baut Einlagerungen in den Arterien zum Teil ab und vermindert so den Widerstand, den die Gefäße dem Blut entgegensetzen, so daß auch zu hoher Blutdruck gebessert wird. Ferner lohnt sich ein Versuch bei Angina pectoris und zur Infarkt-Vorbeugung. Die allgemein verbesserte Durchblutung lindert überdies Krampf- adern und das hartnäckige offene Bein.

● **Verdauungsstörungen** mit Durchfall und/oder Erbrechen als Anzeichen einer akuten Magen-Darm-Verstimmung kön- nen durch 2 bis 3 Fastentage meist ausgeheilt werden, sofern keine ernstere Infektion (z. B. Salmonellen, Cholera, Typhus) besteht. Bei chronischen Magen-Darm-Leiden eig- net sich Fasten nicht so gut, lediglich bei chronischer Dick- darmentzündung kann es helfen. Ferner sprechen noch Leberentzündungen, Fettleber, Leberzirrhose und Entzün- dungen der Bauchspeicheldrüse oft gut auf Heilfasten an.

● **Stoffwechselstörungen**, wie krankhafte Fettsucht oder Gicht, werden durch Heilfasten meist günstig beeinflußt. Vorsicht ist dagegen bei der Zuckerkrankheit geboten, denn Fasten könnte den Zuckerstoffwechsel zusätzlich stören; deshalb darf es bei Diabetes nur ausnahmsweise nach fach- licher Anweisung durchgeführt werden.

● **Krankheiten der Harn-/Geschlechtsorgane** sprechen zum Teil auf Fastenkuren an. Selbsthilfe kommt aber nur bei aku- ten einfachen Blasenentzündungen in Frage, alle Nierenlei- den dürfen nur in der Klinik durch Fasten behandelt werden. Manchmal gelingt es sogar, Nieren- und Blasensteine während der Fastenkur zu »Grieß« zu zerkleinern, der mit dem Urin ausgeschieden wird; aber auch dieser Versuch bleibt fachlicher Verordnung vorbehalten.

Im Bereich der Geschlechtsorgane ist eine Wirkung bei Mus- kelgeschwülsten (Myomen) der Gebärmutter möglich; sie werden zum Teil während des Fastens abgebaut. Manchmal

Diabetiker dürfen nur nach Anwei- sung des Arztes fasten.

läßt sich durch Fasten sogar die Unfruchtbarkeit bei Frauen beheben, genau erklären kann man diese Wirkung aber noch nicht.

- **Rheumatische Krankheiten** werden durch Fasten oft deutlich gebessert, was sich hauptsächlich durch die Entschlackung und die Normalisierung des Säure-Basen-Verhältnisses im Körper erklärt. Bei Arthrose scheint Fasten überdies den Stoffwechsel der kranken Gelenke anzuregen. Außerdem lindert Fasten die rheumatischen Schmerzen. Besonders gute Ergebnisse erzielt man in der Regel bei chronisch-rheumatischen Erkrankungen durch längeres oder mehrmals wiederholtes Fasten.

- **Hautleiden** gehören zu den wichtigsten Heilanzeigen des Fastens, weil die Haut als Ausscheidungsorgan oft mit Unreinheiten, Entzündungen und Allergien auf Schlacken- und Giftansammlung reagiert. Durch die gründliche Entschlackung und Entgiftung verjüngt sich die Haut, ihre Funktionen bessern sich insgesamt. Fast alle Hautleiden, sogar die hartnäckige Schuppenflechte, können durch Fastenkuren günstig beeinflußt werden.

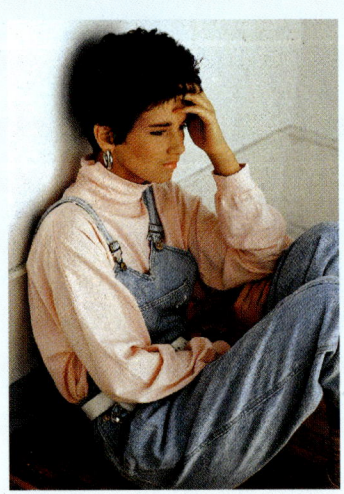

Dank der umfassenden Entschlackung hilft Fasten sehr gut bei Kopfschmerzen und Migräne.

- **Kopfschmerzen/Migräne** stehen bei vielen Betroffenen mit Schlacken- und Giftansammlung im Körper in Beziehung. Durch Fasten läßt sich deshalb zum Teil eine gute Besserung oder sogar Heilung erzielen. Das muß praktisch erprobt werden, denn das Fasten hilft in solchen Fällen nicht immer.

- **Akute Infektionskrankheiten** deuten meist schon durch Appetitmangel an, daß einige Fastentage zur Entlastung und Aktivierung des Immunsystems angezeigt sind. Bei entzündlichen Krankheiten baut Fasten die dabei entstehenden Krankheitsstoffe ab, das beschleunigt die Heilung. Chronisch-entzündliche Erkrankungen sprechen vor allem auf die allgemeine Umstimmung durch Fasten an, die alle Abwehr- und Selbstheilungsregulationen wieder aktiviert.
- **Krebserkrankungen** gehören als »zehrende« Erkrankungen grundsätzlich eher zu den Gegenanzeigen des Fastens. Manche Therapeuten berichten aber von guten Ergebnissen durch mehrwöchiges Saftfasten. Ein Versuch nach fachlicher Anweisung kann im Einzelfall angezeigt sein.
Uneingeschränkt empfohlen wird regelmäßiges Fasten zur Krebsvorsorge; durch Anregung des Immunsystems, Normalisierung der Stoffwechselfunktionen und Säureverhältnisse, Ausleitung von Schlacken und Giftstoffen, Regeneration vorgeschädigter Zellen und allgemeine Umstimmung werden die wichtigsten Faktoren, die aus naturmedizinischer Sicht Krebs begünstigen, verringert oder ganz ausgeschaltet.

Regelmäßiges Fasten beugt Krebserkrankungen vor.

Darüber hinaus gibt es noch eine Reihe weiterer Heilanzeigen des Fastens, zum Beispiel Bronchialasthma, Zahnfleischschwund oder grüner Star. In solchen Fällen muß immer fachlich entschieden werden, ob Heilfasten in Frage kommt. Deshalb soll hier nicht näher auf diese weiteren Anwendungsgebiete eingegangen werden.

Gegenanzeigen und Vorsichtsmaßnahmen

Fasten wirkt umfassend und tiefgreifend auf den ganzen Menschen. Trotz dieser ausgeprägten Wirkungen wird es in der Regel gut vertragen, denn es beruht auf ganz natürlichen Abwehr- und

Selbstheilungsregulationen. Spezielle Vorsichtsmaßnahmen sind grundsätzlich nicht erforderlich. Im Einzelfall kann der Therapeut jedoch individuelle Einschränkungen und Abweichungen vom üblichen Kurschema verordnen. Wichtig ist, daß die allgemeinen Kurvorschriften und mögliche zusätzliche fachliche Anweisungen strikt eingehalten werden.

Allerdings gibt es einige Krankheiten, die als absolute oder bedingte Gegenanzeigen gelten, weil sie durch Fasten nicht gebessert oder sogar verschlimmert werden können. Dazu gehören in erster Linie:

- Krebs, Tuberkulose und Überfunktion der Schilddrüse, die als »zehrende« Krankheiten zum Gewichtsverlust führen; in solchen Fällen verliert der Körper durch Fasten noch mehr an Substanz, das Risiko überwiegt den Nutzen (die Einschränkung bei Krebs wurde bereits auf Seite 21 erwähnt).
- Chronische Entzündungen und Geschwüre des Magens und chronische Darmentzündungen (außer des Dickdarms), bei denen Fasten wenig hilft oder gar zur Verschlimmerung führt; ausnahmsweise kann der Therapeut aber einen Versuch mit Fasten verordnen.
- In der Rekonvaleszenzzeit nach schweren Krankheiten und Operationen, weil der geschwächte Organismus dann durch Fasten überfordert werden könnte; im Einzelfall kann Fasten nach fachlicher Verordnung aber zur Regeneration beitragen.
- Im hohen Alter, wenn Altersschwäche und Gewichtsverlust bestehen, denn Fasten überfordert in diesem Fall den geschwächten Körper; bei gutem Allgemeinbefinden können Fastenkuren aber auch von alten Menschen mit Erfolg durchgeführt werden.

Außerdem gibt es noch individuelle Kontraindikationen, die im Einzelfall aber nur der Therapeut beurteilen kann. Die Gegenanzeigen und fachlichen Anweisungen müssen strikt beachtet werden, damit Fasten nicht zum Risiko wird.

Beachten Sie die Gegenanzeigen des Fastens und fragen Sie im Zweifelsfall Ihren Arzt.

Formen des Fastens

■ Die Durchführung des Fastens richtet sich nach Allgemeinbefinden, Zweck und individuellen Reaktionen. Grundsätzlich unterscheidet man gelegentliche und regelmäßig wiederholte Fastentage sowie längere Fastenkuren. Sie haben alle ihre Berechtigung, das muß stets je nach Einzelfall beurteilt werden.

Gelegentliches Fasten

Wenn die Kleidung zu eng wird, schon bei geringer Anstrengung die »Puste« ausgeht und man sich nicht mehr richtig wohl in seiner Haut fühlt, ist für viele Menschen der Zeitpunkt gekommen: Ich muß etwas für meine Gesundheit tun. Mancher nimmt das zum Anlaß für eine Fastenkur, die schon nach kurzer Zeit wieder abgebrochen wird. Andere wollen alle »Sünden« der falschen Ernährungs- und Lebensweise in einer heroischen Anstrengung wieder ausgleichen und fasten viel zu lang.

Es liegt auf der Hand, daß man von solchen gelegentlichen Fastentagen keine gute und anhaltende Wirkung erwarten darf. Dauert das Fasten nur 2 bis 3 Tage, erzielt man keine ausreichende Umstimmung, Entschlackung und Entgiftung, sondern verliert lediglich etwas an Gewicht. Wird zu lang ohne fachliche Aufsicht gefastet, können erhebliche Gesundheitsstörungen eintreten. Außerdem weiß man aus praktischer Erfahrung, daß solche gelegentlichen Fastentage später, wenn eine »richtige« Fastenkur durchgeführt werden soll, deren optimalen Erfolg oft behindern.

Gelegentliches Fasten empfiehlt sich in erster Linie bei leichteren akuten Erkrankungen.

Im allgemeinen empfiehlt es sich deshalb nicht, ohne festen Plan gelegentlich kurz zu fasten. Von dieser Grundregel gibt es lediglich eine Ausnahme: Kurzfasten bei akuten Krankheiten (siehe Seite 35ff.). Eine solche Erkrankung läßt sich nicht vorhersehen, deshalb ist auch kein Fasten nach einem vorgegebenen Plan möglich. In diesen Fällen geht es auch nicht darum, die Folgen falscher

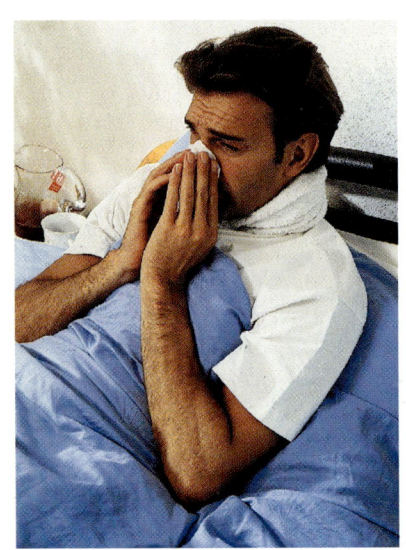

Gewohnheiten zu lindern. Vielmehr soll durch das kurze Fasten eine spezifische Wirkung auf die Ursachen der akuten Erkrankung erzielt werden. Diesen Zweck erfüllen gelegentliche Fastentage durchaus, zum Beispiel bei akuten Erkältungen oder einfachen Magen-Darm-Verstimmungen.

Keinesfalls sollten Sie die Wirkung des gelegentlichen Fastens mißbrauchen, um die Folgen einer falschen Ernährungs- und Lebensweise oberflächlich zu bessern. Da sich diese im Verlauf von Jahren einstellen, kann eine tiefgreifende Wirkung nur durch längeres oder regelmäßig wiederholtes Fasten eintreten. Anschließend muß dann natürlich darauf geachtet werden, daß sich die alten Gewohnheiten nicht rasch wieder einstellen.

Bei Erkältung hat sich Kurzfasten gut bewährt.

Regelmäßige Fastentage

Wesentlich besser als das gelegentliche Fasten ohne Plan eignen sich regelmäßig wiederholte Fastentage, die einige Zeit beibehalten werden. Zwar gilt auch hier, daß die einzelnen Tage noch nicht viel bewirken, aber durch die Wiederholungen verbessert sich die Wirkung allmählich.

So bleiben Sie gesund und aktiv

Hauptsächlich empfehlen sich regelmäßige Fastentage, um Risikofaktoren zu vermindern. Dabei wird beispielsweise Übergewicht schonend abgebaut und einer erneuten Gewichtszunahme vorgebeugt; erhöhte Blutfett- und Blutdruckwerte lassen sich senken, die Entlastung des Stoffwechsels und der Organe verbessert die Funktionsfähigkeit und Regeneration des gesamten Körpers. Nicht zuletzt gelingt auch eine allmähliche Entgiftung und Aktivierung des Immunsystems.

Darüber hinaus können regelmäßig wiederholte Fastentage bei chronischen Erkrankungen eingesetzt werden, wenn eine ununterbrochene längere Kur nicht angezeigt ist. Auch in solchen Fällen verbessert sich die Wirkung allmählich durch die Wiederholungen, die chronische Krankheit kann schonend ausgeheilt werden. Das ist vor allem bei geschwächten Patienten, die auf den starken Reiz einer längeren Fastenkur nicht mehr richtig reagieren, meist von Vorteil.

Im allgemeinen legt man jeweils 2 Fastenschalttage ein, manchmal genügt auch 1 Fastentag oder man fastet 3 Tage ununterbrochen. Die besten Wirkungen erzielt man durch strenges Teefasten, aber auch Saftfastentage sind möglich. In welchen Abständen die Schalttage wiederholt werden, richtet sich nach den individuellen Bedürfnissen. Meist empfiehlt es sich, regelmäßig alle 1 bis 2 Wochen 2 Fastenschalttage einzuschieben, möglichst immer an den gleichen Wochentagen (besonders am freien Wochenende). Im Einzelfall kann es auch genügen, nur alle 3 bis 4 Wochen für 2 bis 3 Tage zu fasten. Als Mindestmaß gelten 2 bis 3 Fastentage monatlich.

   Die Wirksamkeit dieser Form des Fastens hängt entscheidend davon ab, daß die Schalttage konsequent eingehalten werden. Andernfalls fastet man letztlich doch nur gelegentlich mit allen bereits beschriebenen Nachteilen. Die Fastentage werden beibehalten, bis das Ziel der Therapie erreicht ist; dies kann unter Umständen länger als ein Jahr dauern.

Regelmäßige Fastentage müssen konsequent eingehalten werden. Im allgemeinen werden 2 Fastentage alle 1 bis 2 Wochen empfohlen.

Wochenende!

Längere Fastenkuren

Die klassische Fastenkur beschränkt sich nicht auf 2 bis 3 Tage. Beim strengen Teefasten kann sie zur Selbsthilfe bis zu 7 Tage lang durchgeführt werden, beim Saftfasten bis zu 10 Tage. Noch tiefgreifender wirken Tee- und Saftfastenkuren bis zu 4 Wochen, die aber nicht mehr zur Selbsthilfe in Frage kommen. Wenn regelmäßige fachliche Betreuung gewährleistet ist, können Kuren bis zu 14 Tage lang nach Verordnung noch ambulant absolviert werden, bei längerer Dauer empfiehlt sich immer der Aufenthalt in der Klinik oder im Sanatorium.

Längere Fastenkuren bewirken vor allem eine tiefgreifende körperliche und seelisch-geistige Umstimmung und Regeneration. Sie aktivieren die körpereigenen Abwehrkräfte und Selbstheilungsregulationen und führen zur gründlichen Entschlackung und Entgiftung. Zur Gesundheitsvorsorge ist das nicht unbedingt erforderlich, allenfalls bei erheblichen Risikofaktoren, die rasch beseitigt werden müssen. Bei akuten Erkrankungen können 7- bis 10tägige Fastenkuren angezeigt sein, wenn Kurzfasten nicht ausreichend hilft.

Wann kommt eine längere Fastenkur in Frage?

Als »Domäne« längerer Fastenkuren gelten chronische Krankheiten, die auf andere Heilverfahren nicht mehr ausreichend ansprechen. Selbst wenn solche hartnäckigen Erkrankungen bereits jahrelang andauern, kann längeres Fasten noch anhaltende Besserung oder gar Heilung bewirken.

In der Praxis bewähren sich längere Fastenkuren besonders gut bei folgenden Krankheiten:

Bei diesen Erkrankungen sind längere Fastenkuren gut geeignet.

• Chronische Erkrankungen des Herz-Gefäß-Systems, insbesondere Arteriosklerose, hohe Blutfettwerte, Bluthochdruck, Angina pectoris, erhöhtes Infarktrisiko und Infarktnachsorge, allgemeine Durchblutungsstörungen und Krampfadergeschwüre.
• Chronische Krankheiten im Bereich der Verdauungsorgane, vor allem manche Formen der Leberentzündung, Fettleber, beginnende Leberzirrhose, hartnäckige Dickdarmentzündung, manche Schäden an der Bauchspeicheldrüse, grundsätzlich aber nicht bei chronischen Magen- und Dünndarmerkrankungen.

- Chronische rheumatische Leiden, hauptsächlich Polyarthritis, Arthrose, Bandscheibenschäden und Gicht.
- Chronische oder häufig wiederkehrende Hautleiden, unter anderem Unreinheiten und hartnäckige Entzündungen, Ekzeme oder andere Allergien, versuchsweise auch bei Schuppenflechte.
- Allergische Krankheiten der Atemwege, der Verdauungsorgane und der Haut, in erster Linie Nahrungsmittelallergien.
- Starkes Übergewicht und krankhafte Fettsucht, wenn Kurzfasten mit anschließender Reduktionsdiät oder regelmäßige Fastentage nicht ausreichend helfen.

Darüber hinaus können längere Fastenkuren noch bei verschiedenen anderen Erkrankungen angezeigt sein, auf die hier nicht mehr eingegangen werden muß. Die Entscheidung für eine längere Kur liegt stets beim Therapeuten.

Teefasten und Saftfasten

Grundsätzlich kann Fasten in strenger Form als Teefasten oder in milderer Form als Saftfasten durchgeführt werden. In welcher Weise gefastet werden soll, richtet sich vor allem nach dem Zweck der Kur, dem Allgemeinbefinden und den individuellen Reaktionen des Patienten. Im Zweifel muß der Therapeut befragt werden. Zur Selbsthilfe kommt das etwas mildere Saftfasten oft eher als strenges Teefasten in Betracht, aber das läßt sich nicht verallgemeinern.

Teefasten bedeutet strenge Nulldiät.

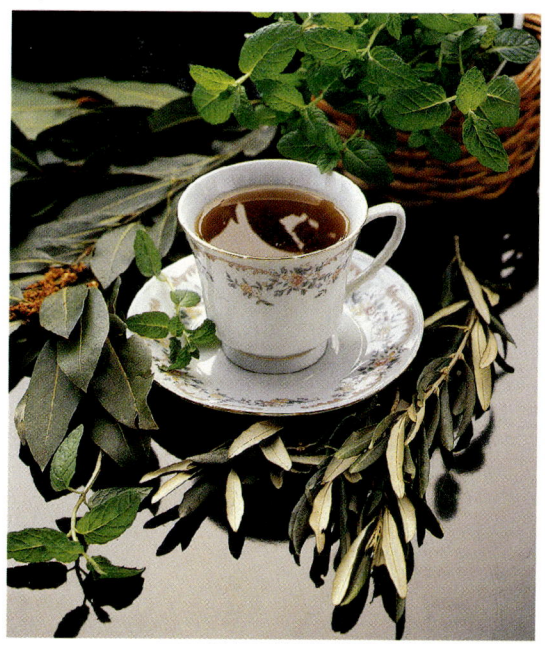

Teefasten bedeutet strenge »Nulldiät« mit völligem Verzicht auf kalorienhaltige Speisen und Getränke. Erlaubt sind aus-

27

Fertige Teemischungen für bestimmte Beschwerden erhalten Sie in der Apotheke.

schließlich Kräutertees, die so ausgewählt werden, daß sie zu behandelnde Krankheiten gezielt beeinflussen; bei Bedarf werden sie vom Therapeuten verordnet. Ferner nimmt man reichlich Mineralwasser zu sich, damit die Gewebe gründlich entgiftet und entschlackt werden.

Der Tagesbedarf an Tee liegt bei 3 bis 6 Tassen. Der Tee wird nach Anweisung stets frisch zubereitet und ohne Zucker in kleinen Schlucken warm getrunken. Geeignete fertige Teemischungen gibt es in der Apotheke und im Reformhaus, wo man sich auch qualifiziert über individuell angezeigte Tees beraten lassen kann.

Mineralwasser unterstützt die Fastenkur

Während des Teefastens sollten pro Tag zusätzlich mindestens 2 bis 2,5 l Mineralwasser getrunken werden. Diese Menge ist notwendig, damit die Gewebe gut »durchspült« werden. Das Mineralwasser muß kochsalz- und nitratarm sein, darüber informiert die Analyse auf dem Flaschenetikett.

Saftfasten übt keinen so starken therapeutischen Reiz wie das strenge Teefasten aus, aber diese mildere Wirkung kann für manche Patienten von Vorteil sein. Vielen Menschen fällt das Saftfasten auch leichter als strenges Fasten, zur Selbsthilfe eignet es sich besonders gut. Ein weiterer Vorteil besteht darin, daß die Säfte den Körper regelrecht mit Vitalstoffen »überschwemmen«, was mit zur guten therapeutischen Wirkung beitragen kann. Infolge der üblichen Fehlernährung kommen leichtere Mangelzustände heute ja häufig vor; sie können durch die Säfte gebessert werden.

Allerdings ist Saftfasten nicht immer angezeigt. Vorsicht ist geboten bei manchen Magen-Darm-Leiden und bei Zuckerkrankheit. In solchen Fällen muß immer der Therapeut entscheiden, ob das Saftfasten in Frage kommt.

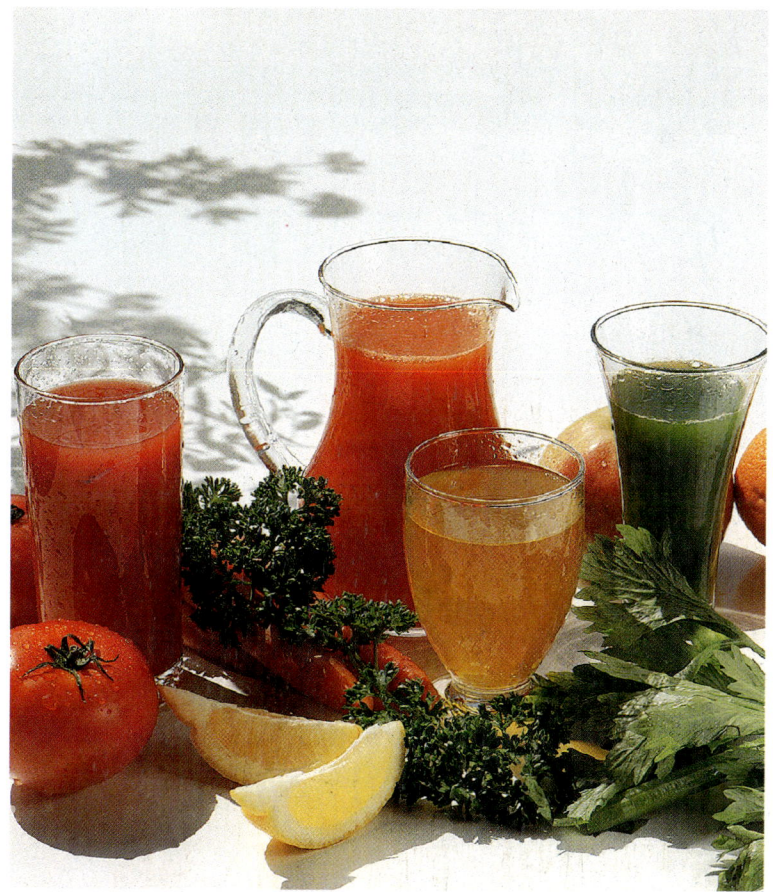

Saftfasten ist für die Selbstbehandlung ideal.

Ähnlich wie Kräutertees werden auch die Säfte möglichst so ausgewählt, daß sie bestehende Erkrankungen gezielt beeinflussen können (Angaben dazu siehe Seite 67). Die Säfte können portionsweise aus Früchten, Gemüse und Kräutern hergestellt werden. Das ist sinnvoll, wenn man die Produkte ganz frisch verwenden kann, zum Beispiel Obst aus dem eigenen Garten. Andernfalls spart man sich besser die Mühe der Saftherstellung und verwendet naturbelassene Säfte aus dem Reformhaus, die frei von Zusätzen (wie Salz oder Zucker) sein müssen. Das Fachpersonal berät Sie über die individuell am besten geeigneten Säfte.

Verwenden Sie für die Säfte frisches Obst und Gemüse aus dem eigenen Garten.

Saftfasten – so gehen Sie vor

- Nehmen Sie täglich je 300 ml Obst- und Gemüsesaft sowie 150 ml Kräutersaft zu sich, insgesamt also 750 ml. Die damit verbundene Kalorienzufuhr ist so gering, daß die Heilwirkungen des Fastens nicht nennenswert eingeschränkt werden.
- Verteilen Sie die tägliche Saftmenge von 750 ml auf 3 bis 5 Portionen über den Tag.
- Trinken Sie die Säfte je nach Geschmack einzeln oder miteinander vermischt; Sie können während der gesamten Kur die gleichen Säfte beibehalten oder auch abwechseln.
- Nehmen Sie den Saft in kleinen Schlucken zu sich und kauen Sie ihn wie einen guten Wein, damit er im Mund gut mit Speichel vermischt wird; dadurch wird der Saft vom Verdauungssystem besser verwertet.
- Da 750 ml Saft als tägliche Flüssigkeitszufuhr nicht genügen, sollten Sie zusätzlich noch etwa 2 l Mineralwasser am Tag trinken. Beim Saftfasten gegen bestimmte Krankheiten können auch 3 bis 4 Tassen Kräutertee mit spezifischer therapeutischer Wirkung eingenommen werden; die Zufuhr von Mineralwasser ist dann entsprechend zu verringern.
- Zur Selbsthilfe dauert die Saftfastenkur 7 bis 10 Tage. Der Therapeut kann bei Bedarf wesentlich längere Kuren verordnen, die aber meist in der Klinik oder in einem Sanatorium absolviert werden müssen.

Fastenkuren zur Selbsthilfe

■■ Fasten als eines der ältesten Naturheilverfahren wird traditionell zur Selbsthilfe verwendet. Früher waren auch lange Fastenperioden bei ernsteren Erkrankungen zur selbständigen Behandlung gebräuchlich, weil vielen Menschen ohnehin keine fachliche Hilfe zur Verfügung stand. Heute, da das Fasten genauer erforscht ist, erscheinen längere Fastenkuren ohne fachliche Betreuung nicht mehr vertretbar; die Risiken ließen sich nicht rechtfertigen.

Längere Fastenkuren sollten immer unter fachlicher Betreuung stattfinden.

Kürzeres Fasten eignet sich aber nach wie vor gut zur Selbsthilfe. Insbesondere zur Gesundheitsvorsorge wird es empfohlen, um das Immunsystem zu stärken und Risikofaktoren zu verringern; aber auch gegen kürzeres Fasten bei offensichtlich leichteren Erkrankungen bestehen keine Einwände.

So gelingt das Fasten problemlos

Bleiben Sie sich immer bewußt, daß Fasten ein tiefgreifend und umfassend wirksames Heilmittel darstellt. Deshalb kommt es darauf an, bestimmte Regeln zu beachten, damit es nicht zur Gefährdung der Gesundheit kommt und eine optimale Wirkung eintritt:

• Richten Sie sich genau nach den folgenden Fastenregeln und beachten Sie die Gegenanzeigen (siehe Seite 21).
• Ziehen Sie bei Unklarheiten oder ungewöhnlichen Reaktionen während des selbständigen Fastens einen erfahrenen Therapeuten hinzu.

Dauer des Fastens

Die Dauer einer Fastenkur hängt hauptsächlich vom angestrebten Ziel und von den individuellen Reaktionen ab. Zur regelmäßigen Gesundheitsvorsorge und bei akuten leichteren Erkrankungen genügen oft schon wenige Fastentage. Die gründliche Umstimmung im Frühjahr und die Vorbereitung auf die erhöhten gesundheitlichen Belastungen in der kühleren Jahreszeit erfordern längere Kuren, die durch Fasten eingeleitet und dann durch eine Diät noch einige Zeit fortgesetzt werden. Längere Kuren von 7 bis 10 Tagen Dauer können nach Absprache mit dem Therapeuten selbständig zur besonders guten Vorsorge und bei chronischen Erkrankungen absolviert werden. Wenn noch längeres Fasten angezeigt erscheint, entscheidet der Therapeut, ob dazu die Einweisung in eine spezielle Klinik oder ins Sanatorium angebracht ist.

Fastentage und Wochenendkuren

Es wurde bereits begründet, weshalb gelegentliches Fasten grundsätzlich ungeeignet ist. Lediglich bei akuten Krankheiten (siehe Seite 35ff.) kommen solche unregelmäßigen Fastentage in Frage, weil in solchen unvorhersehbaren Fällen ein geplantes Fasten naturgemäß nicht möglich ist.

Grundsätzlich zu empfehlen sind Fastentage, die regelmäßig über eine gewisse Zeit wiederholt werden – vor allem als Alternative zur ununterbrochenen längeren Fastenkur. Die Wirkungen fallen zunächst zwar nicht so gut wie beim längeren Fasten aus, weil kein starker therapeutischer Reiz ausgeübt wird, aber durch die regelmäßige Wiederholung der Fastentage erzielt man im Lauf der Zeit doch ähnlich gute Ergebnisse.

Wann helfen regelmäßige Fastentage?

In erster Linie eignen sich regelmäßige Fastentage, um verschiedene Risikofaktoren abzubauen, beispielsweise:
- mäßiges Übergewicht
- zu hohe Blutfett- und/oder Blutdruckwerte
- Schlacken- und Giftbelastung des Körpers
- geschwächte Immunfunktionen

Im Durchschnitt schiebt man alle 1 bis 2 Wochen Fastentage ein, ausnahmsweise genügt das im Abstand von 3 bis 4 Wochen. Bei wöchentlichem Fasten kann ein Tag bereits genügen, besser sind aber zwei Fastentage. Wird nur jede 2. Woche gefastet, sind zwei Tage unabdingbar, bei noch längeren Intervallen empfehlen sich jeweils drei Fastentage. Damit Sie nicht aus dem vorgegebenen Rhythmus kommen, fasten Sie möglichst immer an den gleichen Wochentagen. Für Berufstätige eignet sich das freie Wochenende am besten, alle anderen können die Fastentage beliebig festlegen.

Ein Vorfastentag (siehe Seite 51) ist bei regelmäßigem ein- bis dreitägigem Fasten nicht unbedingt erforderlich, aber empfehlenswert. Das Fastenbrechen (siehe Seite 57) muß bei eintägigem Fasten nicht beachtet werden, nach zwei- bis dreitägigem Fasten sollten Sie es aber einen Tag durchhalten, damit der Körper bei der Umstellung nicht überfordert wird.

Wie lange die regelmäßigen Fastentage und Wochenendkuren beibehalten werden, hängt in erster Linie vom Zweck des Fastens ab. Zur allgemeinen Gesundheitsvorsorge können Sie längere Zeit alle 1 bis 2 Wochen je zwei Tage fasten, um Risikofaktoren abzubauen, das Immunsystem »in Form« zu halten und das Körpergewicht zu kontrollieren. Es spricht grundsätzlich auch nichts dagegen, diese Fastentage als gute Gewohnheit ständig beizubehalten. Unterbrechungen können unter Umständen notwendig werden, wenn einmal eine Erkrankung auftritt, bei der Fasten nicht erlaubt ist. Danach kehren Sie zum gewohnten Rhythmus zurück.

Wenn mit den Fastentagen ein bestimmtes Ziel angestrebt wird, wiederholen Sie die Schalttage, bis dieser Zweck erreicht ist. Das gilt zum Beispiel für die Therapie von Krankheiten durch Fastentage, die abgebrochen wird, sobald die Erkrankung geheilt oder anhaltend gebessert wurde.

In der Praxis hat sich das folgende Schema bewährt. Es muß nicht strikt eingehalten werden, sinngemäß sollten Sie sich aber beim selbständigen Fasten danach richten.

Fasten Sie nach Möglichkeit immer an den gleichen Wochentagen.

Regelmäßige Fastentage können als allgemeine Gesundheitsvorsorge über längere Zeit beibehalten werden.

Ablauf des Fastentags

Morgens nach dem Aufstehen	2 Glas zimmerwarmes Mineralwasser; Abführsalzlösung nach Gebrauchsanweisung herstellen und innerhalb von 20 Minuten einnehmen.
Nach der Morgentoilette	1 bis 2 Tassen ungesüßter Kräutertee; als Alternative zum gewohnten Kaffee eignet sich mild anregender Rosmarintee; 1 bis 2 Glas Mineralwasser.
Vormittags	1 Tasse ungesüßter Kräutertee und 1 bis 2 Glas Mineralwasser.
Mittags	1 bis 2 Glas Mineralwasser; auf Wunsch 1 Tasse klare salzlose Gemüsebrühe, die kaum Kalorien zuführt.
Nachmittags	1 Tasse ungesüßter Kräutertee (kein Rosmarin, er könnte den Schlaf behindern) und 1 bis 2 Glas Mineralwasser.
Abends (bis spätestens 19 Uhr)	1 bis 2 Glas Mineralwasser; auf Wunsch 1 Tasse Gemüsebrühe wie mittags.
Vor dem Schlafengehen (bis spätestens 22 Uhr)	1 bis 2 Tassen schlaffördernder Kräutertee (z. B. Baldrian, Hopfen), auf Wunsch mit 1 TL Honig.

In gleicher Weise können Sie zwei oder drei Fastentage durchführen, allerdings wird die Abführsalzlösung nicht täglich, sondern nur jeden 2. Tag verabreicht.

So gestalten Sie einen Fastentag

- Der Fastentag soll sich positiv vom üblichen Tagesablauf abheben; dafür eignet sich das freie Wochenende gut.
- Morgens schlafen Sie, bis Sie von selbst aufwachen; dann üben Sie im Bett Entspannung oder Meditation.
- Anschließend führen Sie unter dem offenen Fenster 5 bis 10 Minuten (je nach persönlicher Leistungsfähigkeit) gymnastische Übungen durch.
- Danach duschen Sie zunächst 3 bis 5 Minuten warm, dann für 10 bis 30 Sekunden (je nach Verträglichkeit) kalt; das regt mild an und härtet ab.

Wechselduschen regt den Kreislauf an und stärkt die Abwehrkräfte.

- Der weitere Tagesablauf richtet sich nach Ihren persönlichen Interessen und Wünschen. Am Nachmittag ist ein flotter Spaziergang von ca. einer Stunde zu empfehlen, gut Trainierte können auch joggen.
- Der Tag sollte abends spätestens gegen 22 Uhr mit 5 bis 10 Minuten Gymnastik, Körperpflege und Entspannung/ Meditation im Bett enden.

Kurzfasten bei akuten Krankheiten

Bei unerwartet auftretenden akuten Erkrankungen kommt es als Reaktion oft zum Appetitmangel, das Fasten fällt also nicht schwer. Während die offizielle Medizin meist nur bei Erkrankungen der Verdauungsorgane einige Fastentage verordnet, empfiehlt die Naturmedizin einleitendes Kurzfasten auch bei vielen anderen Krankheiten zur Umstimmung, beispielsweise bei fieberhaften Infektionen. Die kurze Nahrungskarenz bringt in solchen Fällen die Abwehr- und Selbstheilungsregulationen wieder in Schwung; diese können die Krankheit aus eigener Kraft überwinden oder zumindest die anderen Heilverfahren wirksam unterstützen.

Was Sie bei der Selbsthilfe beachten müssen

Zur Selbsthilfe eignet sich das Kurzfasten nur bei offensichtlich leichteren Gesundheitsstörungen, die in der Regel ohnehin selbständig behandelt werden. Verläuft die Erkrankung von Anfang an schwerer, verschlimmert sie sich trotz des Fastens oder tritt auch nach drei Fastentagen noch keine deutliche Besserung ein, muß vorsorglich immer der Therapeut zugezogen werden. Sonst besteht nämlich die Gefahr, daß eine Krankheit unnötig verschleppt wird, bis vielleicht überhaupt keine wirksame Behandlung mehr möglich ist.

Rechtzeitiges Fasten kann eine Erkrankung im Frühstadium stoppen.

Das Fasten bei akuten Erkrankungen dauert 1 bis 3 Tage, das hängt vom Verlauf ab. Ein Vorfastentag ist nicht notwendig; beginnen Sie gleich mit dem Fasten, sobald die ersten Krankheitszeichen auftreten. Rechtzeitiges Fasten kann eine Erkrankung im Frühstadium unter Umständen noch im Keim ersticken, zumindest aber den Verlauf mildern und abkürzen.

Die notwendigen Heiltees zur gezielten Behandlung der Krankheit durch Teefasten müssen individuell ausgewählt werden; bewährte Rezepturen finden Sie auf Seite 87ff. Bei fieberhaften akuten Infektionen helfen zum Beispiel Holunder und Lindenblüten oft am besten; sie wirken vor allem schweißtreibend und fiebersenkend und aktivieren das Immunsystem. Gegen akute Magen-Darm-Verstimmungen kommt häufig die Kamille als

Basistherapie in Frage, ergänzt zum Beispiel durch Eichenrinde, Pfefferminze, Schafgarbe oder Thymian.

Die Tees erhalten Sie fertig in der Apotheke oder im Reformhaus. Zubereitet werden sie nach Gebrauchsanweisung. Jede Portion wird frisch hergestellt und in kleinen Schlucken warm eingenommen. Bei fieberhaften Infektionen nehmen Sie pro Tag durchschnittlich 4 bis 6 Tassen Tee zu sich, bei Magen-Darm-Verstimmungen 3 bis 4 Tassen. Zusätzlich trinken Sie 2 bis 2,5 l Mineralwasser täglich. Bei Magen-Darm-Verstimmungen bevorzugen Sie ein Wasser mit höherem Kochsalzgehalt, denn durch Erbrechen und Durchfall verliert der Körper viel Salz.

Bereiten Sie Tee immer frisch zu und trinken Sie ihn warm in kleinen Schlucken.

Das folgende Schema eignet sich nach praktischer Erfahrung gut zum Kurzfasten bei akuten Erkrankungen. Richten Sie sich sinngemäß danach, sofern im Einzelfall nicht vom Therapeuten ein anderer Ablauf des Fastens verordnet wird.

Ablauf des Fastentags

Morgens nach dem Aufstehen	2 Glas zimmerwarmes Mineralwasser.
Aufstehen	Bei Infektionen Abführsalzlösung nach Anweisung herstellen und innerhalb von 20 Minuten einnehmen; das kann auch bei Magen-Darm-Erkrankungen mit Durchfall angezeigt sein, um Krankheitsstoffe rascher aus dem Darm zu entfernen; zuvor muß aber der Therapeut zustimmen.

Nach der Morgentoilette	1 bis 2 Glas ungesüßter Kräutertee, am besten 1 Tasse des gezielt gegen die Krankheit wirksamen Heiltees und 1 Tasse Rosmarintee zur Kreislaufstabilisierung; 1 bis 2 Glas Mineralwasser.
Vormittags	1 Tasse Heiltee und 1 bis 2 Glas Mineralwasser.
Mittags	1 Tasse Heiltee und 1 bis 2 Glas Mineralwasser; auf Wunsch 1 Tasse klare Gemüsebrühe, bei Durchfall mit etwas Salz.
Nachmittags	1 Tasse ungesüßter Heiltee (kein anregender Rosmarintee) und 1 bis 2 Glas Mineralwasser.
Abends **(bis spätestens 19 Uhr)**	1 bis 2 Glas Mineralwasser, bei Bedarf noch 1 Tasse ungesüßter Heiltee; auf Wunsch 1 Tasse Gemüsebrühe (wie mittags).
Vor dem Schlafengehen **(bis spätestens 22 Uhr)**	1 Tasse schlaffördernder Kräutertee (z. B. Baldrian, Hopfen), bei Bedarf noch 1 Tasse Heiltee.

Nach diesem Basisplan fasten Sie je nach Krankheitsverlauf ein bis drei Tage lang. Dann sollte eine deutliche Besserung oder vollständige Heilung eingetreten sein. Wenn die gründliche Darmreinigung durch Abführsalzlösung erlaubt ist, führen Sie sie beim dreitägigen Fasten am ersten und letzten Tag durch, bei ein- bis zweitägigem Fasten nur einmal. In Ausnahmefällen wird der Therapeut die tägliche Darmreinigung verordnen. Die Wirkung beschränkt sich keineswegs nur auf Magen-Darm-Leiden, denn der Darm spielt auch eine wichtige Rolle bei den Immunfunktionen; deshalb kann seine gründliche Entschlackung zur Heilung anderer Krankheiten maßgeblich beitragen.

Eine Darmreinigung stärkt die Abwehrkräfte und kann zur Heilung vieler Krankheiten beitragen.

Der Tagesablauf hängt davon ab, wie stark die Krankheit das Befinden beeinträchtigt. Bei Fieber wird immer Bettruhe eingehalten; sie muß desto strikter beachtet werden, je stärker das Allgemeinbefinden gestört ist. Bei nicht fieberhaften leichteren Krankheiten ist Bettruhe oft nicht notwendig.

Ein Bewegungsprogramm absolviert man bei vielen Erkrankungen nicht, insbesondere nicht als Untrainierter, denn es könnte den kranken Körper überfordern. Auch Duschen kann bei stärker beeinträchtigtem Befinden verboten sein. Dann beschränkt sich die Körperreinigung auf milde Waschungen. Allerdings kann der Therapeut verschiedene Wasseranwendungen zur ergänzenden Behandlung verordnen.

Frühjahrs- und Herbstkur

Kuren zur »Blutreinigung« werden von der Volksmedizin seit langem im Frühjahr empfohlen. Insbesondere helfen sie gegen die verbreitete Frühjahrsmüdigkeit mit allgemeiner Abgespanntheit, Nervosität, depressiven Verstimmungen und Immunschwäche mit erhöhter Anfälligkeit für Krankheiten. Die Ursachen dieses Zustands sind noch nicht sicher geklärt. Licht-, Luft- und Bewegungsmangel in der kühleren Jahreszeit mit Ansammlung von Schlacken und Giftstoffen im Körper spielen dabei sicherlich ebenso eine Rolle wie die im Winter oft vitalstoffarme, aber fettreichere Ernährung. Als Grundursache diskutiert man außerdem die Umstellung der inneren Uhren (Biorhythmus) im Frühjahr, an der unter anderem die Zirbeldrüse im Gehirn beteiligt ist.

Die Frühjahrskur hilft bei Nervosität, depressiver Verstimmung und Immunschwäche.

Eine Fastenkur im Frühling beugt der Frühjahrsmüdigkeit vor.

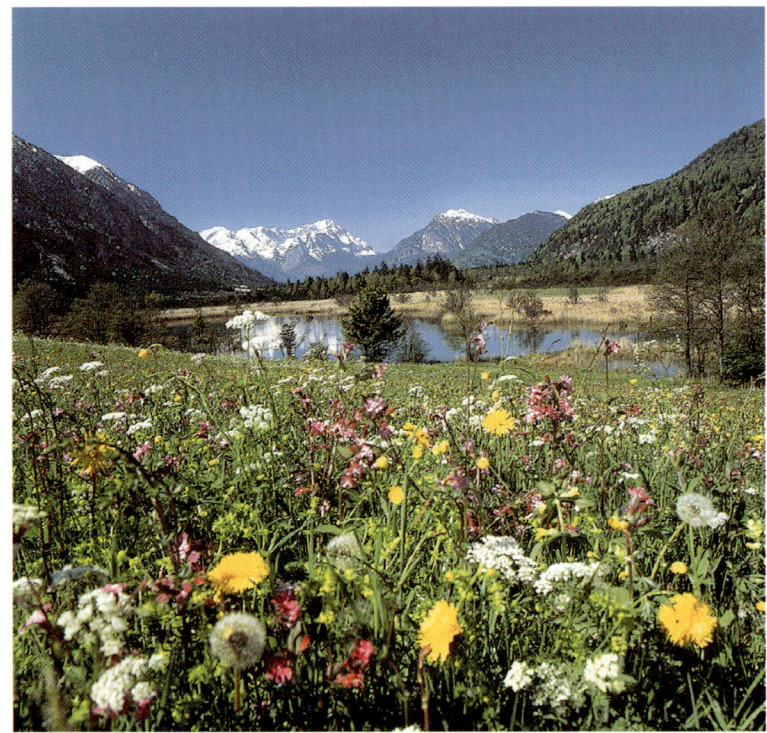

Die Frühjahrskur hat nun die Aufgabe, den Körper reichlich mit Vitalstoffen zu versorgen, Schlacken und Giftstoffe auszuschwemmen und das Immunsystem zu stärken. Dadurch wird der gesamte Organismus so günstig beeinflußt, daß die Umstellung der Biorhythmen leichter gelingt.

Die 4wöchige Frühjahrskur hilft, Schlacken und Gifte auszuschwemmen und das Immunsystem zu stärken.

Das folgende, in der eigenen Praxis bewährte Kurprogramm eignet sich sehr gut für eine Frühjahrskur. Es dauert insgesamt 4 Wochen, wobei einleitend durch Fasten eine rasche Wirkung herbeigeführt wird. Daran schließt sich eine mildere vegetarische Kur an.

Durch diese Unterteilung in 2 Kurabschnitte eignet sich das Programm zur Selbsthilfe, während eine 4wöchige Fastenkur weder selbständig durchgeführt werden könnte noch dem Zweck der Frühjahrskur angemessen wäre.

Ablauf der Frühjahrskur

Einleitung (10 Tage)

- 1 Vorfastentag.
- 2 strenge Teefastentage, die Umstimmung und Entschlackung einleiten.
- 5 Saftfastentage, die Umstimmung und Entschlackung fortsetzen und reichlich Vitalstoffe zuführen.
- 2 Tage Fastenbrechen.

(Die obigen Maßnahmen werden später beim Tee- und Saftfasten ausführlich beschrieben.)

Vegetarische Kur (18 Tage)

- Während der 18 Tage streng vegetarische Vollwertkost mit mindestens 50 % Rohkostanteil und täglich 2 bis 2,5 l Mineralwasser.
- Alkohol, Kaffee, Schwarztee, Nikotin, Süßigkeiten und andere Genußmittel strikt meiden.
- Harntreibende Kräutertees zur gründlichen Entschlackung und Entgiftung wie folgt:

  1.– 6. Tag: morgens 2, nachmittags 1 EL Brennesselsaft, jeweils mit der sechsfachen Menge Mineralwasser verdünnt.

  7.– 12. Tag: morgens 2, nachmittags 1 EL Löwenzahnsaft, jeweils mit der sechsfachen Menge Mineralwasser verdünnt.

  13.– 18. Tag: morgens 2, nachmittags 1 EL Selleriesaft, jeweils mit der sechsfachen Menge Mineralwasser verdünnt.

- Jeden 3. Tag morgens gründliche Darmreinigung mit Abführsalzlösung oder Einlauf.
- Ausreichend Bewegung je nach individueller Leistungsfähigkeit, wobei in der Regel gilt:

- täglich morgens und abends je 5 bis 10 Minuten Gymnastik
- dreimal wöchentlich bis zu 30 Minuten Ausdauersport
- zusätzlich mindestens zweimal wöchentlich ein flotter Spaziergang von ca. einer Stunde Dauer
- Tägliche Abhärtung durch Wechseldusche am Morgen und Wassertreten abends vor dem Schlafengehen.
- Täglich morgens nach dem Erwachen und abends vor dem Einschlafen Entspannungs-/Meditationsübungen.

Ist das Befinden nach der 4-Wochen-Kur nicht deutlich besser, sollten Sie vom Arzt abklären lassen, ob eine Mangelerkrankung besteht.

Wenn dieses 2-Stufen-Programm konsequent vier Wochen lang durchgeführt wird, sollte die Frühjahrsmüdigkeit verschwunden und das Befinden deutlich gebessert sein. Andernfalls besteht der Verdacht auf eine latente Erkrankung, was Sie vom Arzt abklären lassen sollten. Besonders häufig stehen hinter den Symptomen einer vermeintlichen Frühjahrsmüdigkeit Blutarmut und andere Mangelkrankheiten; erfahrungsgemäß beginnen aber auch Magengeschwüre nicht selten im Frühjahr und verursachen zunächst nur unklare Beschwerden.

Ablauf eines vegetarischen Kurtags

Nach dem Erwachen (im Bett)	Entspannungs-/Meditationsübungen, zum Beispiel autogenes Training oder Yoga.
Nach dem Aufwachen	Trinken Sie zwei Glas zimmerwarmes Mineralwasser (darmanregend).
Aufstehen	Jeden 3. Tag gründliche Darmreinigung mit Abführsalzlösung oder Einlauf; 5 bis 10 Minuten Gymnastik

unter offenem Fenster; Körperpflege mit Wechseldusche (3 Minuten warm, dann abrupt für 10 bis 30 Sekunden auf kalt umstellen; bei guter Verträglichkeit zweimal wiederholen).

Frühstück
150 ml Obst- oder Gemüsesaft als »flüssige« Rohkost; Vollkornmüsli, Knäcke- oder Vollkornbrot mit Kräuterquark, Joghurt und anderen gesäuerten Milchprodukten; 2 Tassen Kräuter-(Rosmarin-)tee ohne Zucker.

2. Frühstück
2 EL Brennessel-, Löwenzahn- oder Selleriesaft mit der sechsfachen Menge Mineralwasser; frisches Obst mit gesäuerten Milchprodukten.

Mittagessen
Salate, Gemüse-Rohkost-Platten (stets am Anfang); Kartoffeln, Vollkornteigwaren und Vollreis mit gedünstetem Gemüse; als Nachtisch frisches Obst; Obst-, Gemüsesäfte und Mineralwasser.

Zwischenmahlzeit
1 EL Brennessel-, Löwenzahn- oder Selleriesaft mit der sechsfachen Menge Mineralwasser; frisches Obst mit einer Scheibe Knäckebrot.

Am späten Nachmittag
Jeden 2. Tag Ausdauersport, wie Joggen, Radfahren und Schwimmen, je nach Leistungsfähigkeit bis zu 30 Minuten; an mindestens 2 sportfreien Wochentagen etwa 1 Stunde flotter Spaziergang (6 km/h).

Abendessen	Salate, Gemüse-Rohkostplatten (stets am Anfang); Knäcke- und Vollkornbrot mit gesäuerten Milchprodukten, frisches Obst.
Vor dem Schlafengehen (bis spätestens 22 Uhr)	1 bis 2 Tassen schlaffördernder Kräuter-(Baldrian-, Hopfen-)tee ohne Zucker, allenfalls mit 1 TL Honig; 5 bis 10 Minuten Gymnastik unter offenem Fenster; Körperpflege (keine anregende Wechseldusche); 2 Minuten Wassertreten in der bis über die Wadenmitte mit kaltem Wasser gefüllten Badewanne (fördert auch den Schlaf).
Vor dem Einschlafen (im Bett)	Entspannungs-/Meditationsübungen, zum Beispiel autogenes Training oder Yoga.

Nach beendeter Kur kehren Sie zur »normalen« Ernährungs- und Lebensweise zurück. Versuchen Sie, frühere Fehler nicht zu wiederholen, sonst hält der Kurerfolg nicht lange an. Insbesondere muß die gewohnte Zivilisationskost auf vollwertige Ernährung umgestellt, für regelmäßige ausreichende Bewegung gesorgt und zweimal täglich Entspannung oder Meditation geübt werden.

Im Herbst kann die beschriebene Kur wiederholt werden, am besten schon im September, spätestens aber im Oktober. Entschlackung, Entgiftung und allgemeine Umstimmung durch diese Herbstkur bereiten den Organismus gut auf die erhöhten Gesundheitsrisiken (wie Erkältung, Grippe) der kalten Jahreszeit vor. Dank der verbesserten Widerstandskraft werden sie erfolgreicher abgewehrt oder schneller ausgeheilt.

Die Herbstkur macht den Körper fit für die kalte Jahreszeit.

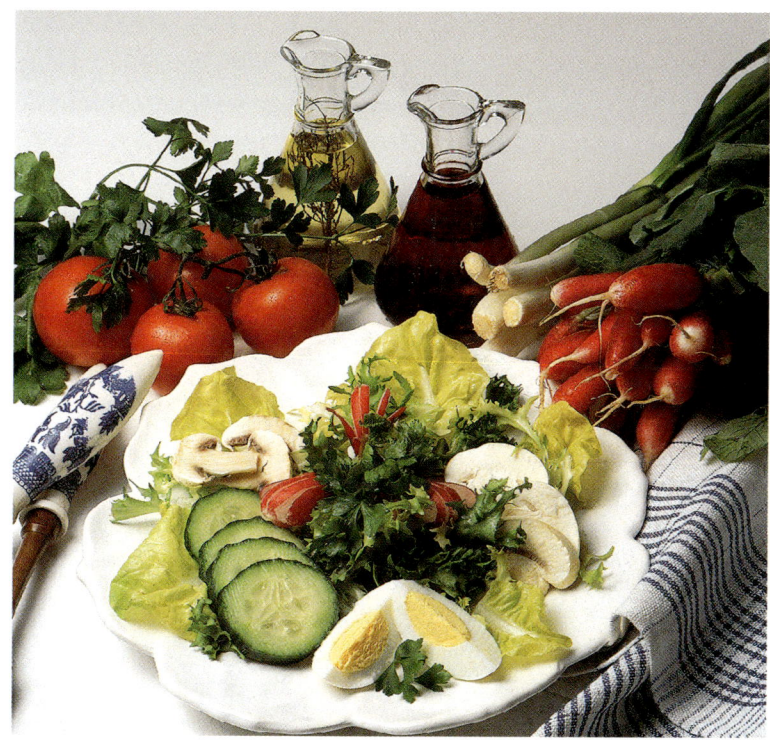

Vollwertige Ernährung mit viel Rohkost sorgt dafür, daß Sie nicht wieder zunehmen.

Wenn Sie sich erst einmal an die regelmäßigen Kuren im Frühjahr und Herbst gewöhnt und ihre guten Wirkungen am eigenen Leib erfahren haben, werden Sie nicht mehr darauf verzichten wollen. Es spricht nichts dagegen, diese Kuren dann Jahr für Jahr zu absolvieren, das trägt viel zur Erhaltung der Gesundheit bis ins hohe Alter bei.

Längere Fastenkur

Die bisher vorgestellten Kuren genügen meist, um die übliche Schlacken- und Giftansammlung im Körper abzubauen, das Immunsystem zu aktivieren und Risikofaktoren zu beseitigen. Wenn die Gesundheit aber bereits stärker beeinträchtigt ist oder chronische Krankheiten bestehen, kann eine längere Fastenkur erforderlich werden.

Zur Selbsthilfe kommen nach Rücksprache mit dem Therapeuten sieben Tage strenges Teefasten oder bis zu zehn Tage Saftfasten in Frage. Diese beiden Kuren werden später (siehe Seite 48ff. und 63ff.) noch ausführlich vorgestellt.

Alle noch längeren Fastenkuren bleiben unbedingt fachlicher Verordnung vorbehalten. Wenn sie ausnahmsweise ambulant durchgeführt werden, muß die ständige Betreuung durch einen mit Fasten erfahrenen Therapeuten sichergestellt sein. Grundsätzlich wird man diese langen Kuren aber in der Spezialklinik oder im Sanatorium absolvieren. Das bietet einige Vorteile im Vergleich zur ambulanten Kur.

Längere Fastenkuren nur im Sanatorium

Nur in der Klinik oder im Sanatorium ist die fachliche Betreuung rund um die Uhr gewährleistet, und das Fasten kann rasch den individuellen Reaktionen angepaßt werden. Außerdem fällt es beim stationären Fasten leichter, weitere Naturheilverfahren anzuwenden, um die Wirkung zu ergänzen. Nicht zuletzt lehrt die praktische Erfahrung, daß viele Menschen in der Klinik oder im Sanatorium fernab vom Alltagsstreß und unterstützt durch die Gruppe leichter als ambulant das Fasten durchhalten. Allerdings wird die Einweisung in Klinik oder Sanatorium nicht immer möglich sein, die Entscheidung liegt beim Therapeuten und richtet sich nach den Umständen des Einzelfalls.

Prinzipiell läuft die stationäre Fastenkur ähnlich wie die Kurzkur zur Selbsthilfe ab. Der Kurplan kann allerdings individueller auf die Bedürfnisse des Patienten abgestimmt werden. Deshalb erübrigt es sich, hier weiter darauf einzugehen.

Unter Umständen müssen längere Fastenkuren, die nicht stationär möglich sind, nicht »am Stück« durchgeführt werden. Vielmehr kann man nach Zustimmung des Therapeuten die lange Kur durch mehrere Kurzkuren ersetzen. Durch die Wiederholungen führen sie zu ähnlich guten Ergebnissen. Der folgende Plan für eine Intervallkur kann regelmäßig über längere Zeit beibehalten werden. Allmählich wirkt er ähnlich tiefgreifend wie eine lange Kur. Im allgemeinen werden die einzelnen kurzen Kurperioden gut vertragen.

Kurplan für längere Intervallkuren

Einleitung
- 1 Tag Vorbereitung auf das Fasten.
- 2 bis 4 Tage strenges Teefasten.
- 1 Tag Fastenbrechen.

Fortsetzung
- 14 Tage streng vegetarische Vollwertkost mit mindestens 50 % Rohkostanteil.
- Täglich 3 bis 4 Tassen ungesüßter Kräutertee mit spezifischer Wirkung gegen zu behandelnde Erkrankungen sowie etwa 2 bis 2,5 l Mineralwasser.

Kurpause
- 10 Tage »normale« vegetarische Vollwertkost und etwa 2 l Mineralwasser täglich.
- Kräutertee kann während der Pause abgesetzt werden, bei Bedarf nimmt man ihn aber weiterhin ein (das soll der Therapeut entscheiden).

Nach der Kurpause beginnt man den Kurplan erneut mit dem Vorfastentag.

Die Intervallkur wird fortgesetzt, bis die zu behandelnde Krankheit geheilt oder anhaltend gebessert ist. Den Zeitpunkt für das Ende bestimmt der Therapeut. Im Vergleich zu den weiter vorne beschriebenen regelmäßigen Fastenschalttagen wirkt diese Kur tiefgreifender und umfassender.

Teefasten

Durch strenges Teefasten erzielt man einen besonders guten therapeutischen Reiz auf den gesamten Organismus. Dieser wird gründlich entschlackt und entgiftet, das Übergewicht wird stärker reduziert, das Immunsystem deutlicher angeregt und auch die seelisch-geistige Umstimmung gelingt intensiver.

Gerade wegen dieser guten Wirkung darf strenges Fasten aber nicht länger als sieben Tage zur Selbsthilfe durchgeführt werden. Längere Kuren sind bei Bedarf zwar möglich, aber nur nach fachlicher Verordnung und hauptsächlich in der Klinik oder im Sanatorium. Auch die siebentägige selbständige Fastenkur sollte mit dem Therapeuten abgestimmt werden.

Normalerweise muß er dabei den Verlauf nicht ständig überwachen, sondern beurteilt in erster Linie, ob das Fasten überhaupt angezeigt ist und welche möglichen Vorsichtsmaßnahmen und Einschränkungen zu beachten sind.

Vorbereitung und Vorfastentag

Die Fastenkur soll gut vorbereitet werden, damit sie optimal abläuft und wirkt. Am Anfang steht das ausreichende Motiv, das überhaupt erst zum Fasten veranlaßt. Im allgemeinen entschließt man sich zu einer Fastenkur, um

- Übergewicht und andere Risikofaktoren abzubauen,
- Allgemeinbefinden und Leistungsvermögen zu verbessern,
- Krankheiten zu heilen oder zumindest dauerhaft zu lindern.

Suchen Sie sich ein ausreichend starkes Motiv für die Fastenkur.

Einer (oder mehrere) dieser Gründe kommt praktisch immer als Motiv in Frage. Sie können aber auch eine ganz andere Motivation finden, das richtet sich nach den persönlichen Umständen. Wichtig ist stets, daß die Motivation stark genug ist, um über alle möglichen inneren Widerstände gegen das Fasten und Probleme während der Kur hinwegzuhelfen. Überlegen Sie also sorgfältig, was Sie durch Fasten erzielen wollen, und prägen Sie sich dieses Motiv intensiv ein, bis kein Zweifel mehr daran besteht.

Anschließend sollte mit dem Therapeuten abgestimmt werden, ob Einwände gegen das strenge Fasten bestehen, vielleicht besondere Vorsichtsmaßnahmen zu beachten sind. Ferner soll gewährleistet werden, daß der Therapeut bei Bedarf während der Kur zur Betreuung zur Verfügung steht. Zwar ist diese Absprache bei der selbständigen Fastenkur nicht unbedingt erforderlich, aber vorsorglich doch ratsam.

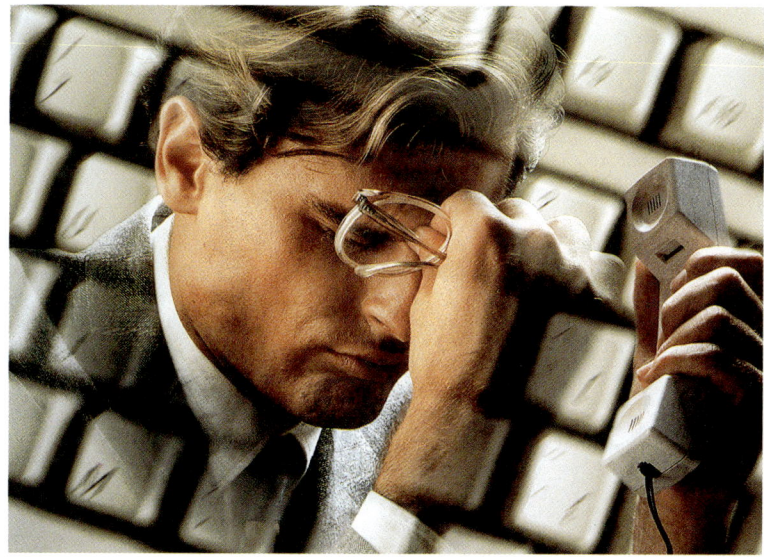

Nehmen Sie für Ihre Fastenkur ein paar Tage Urlaub, um dem Bürostreß zu entfliehen.

Danach legen Sie den optimalen Zeitpunkt für die Kur fest. Grundsätzlich spricht nichts dagegen, auch während der Fastenkur zu arbeiten. Dann muß aber mit den Kollegen und Vorgesetzten gesprochen werden, damit man von ihnen etwas Rücksichtnahme erwarten darf. Besser nimmt man zur Kur 7 bis 10 Tage Urlaub, damit man unbelastet von den Pflichten und Sorgen des Alltags fasten kann; das verbessert auch die seelisch-geistige Umstimmung. Denken Sie auch daran, den Zeitpunkt des Fastens mit der Familie abzustimmen. Die Angehörigen werden ja auch mit vom Fasten betroffen und sollten insbesondere zu etwas Rücksichtnahme bereit sein. Wenn das Fasten auf Unverständnis oder

Stimmen Sie den Zeitpunkt für Ihre Fastenkur mit der Familie ab.

Widerstände in der Familie stößt, kann es sinnvoll sein, die Kur außerhalb der gewohnten Umgebung zu absolvieren.

Anhand der folgenden Checkliste können Sie nochmals überprüfen, ob alle Grundvoraussetzungen für die Fastenkur geschaffen wurden.

Checkliste: Fasten-Vorbereitung

1. Ausreichende Motivation zur Fastenkur gefunden? ja/nein
2. Beratung mit dem Therapeuten durchgeführt? ja/nein
3. Fachliche Betreuung während der Kur sichergestellt? ja/nein
4. Optimalen Zeitpunkt für die Kur festgelegt? ja/nein
5. Fastentermin mit der Familie abgestimmt? ja/nein
6. Soll Beruf während der Kur weiter ausgeübt werden? ja/nein
7. Bei »ja« zu Frage 6:
   Fastenkur mit Kollegen/Vorgesetzten abgestimmt? ja/nein
8. Bei »nein« zu Frage 6:
   Urlaub für die Fastenkur bewilligt? ja/nein

Wenn alle diese Vorbereitungen abgeschlossen sind, steht dem Beginn der Fastenkur nichts mehr im Weg. Bereits in der Woche davor empfiehlt es sich, die Ernährung umzustellen, damit der Körper auf das Fasten »eingestimmt« wird:

Ernährungstips für die Vorwoche

• Bevorzugen Sie vegetarische Kost, schränken Sie zumindest den üblichen Verzehr von Fleisch- und Wurstwaren deutlich ein.

• Erhöhen Sie den Rohkostanteil an der täglichen Nahrungsmenge auf 40 bis 50 Prozent; zur Vorbereitung auf eine Saftfastenkur können Sie täglich etwa 0,5 l Obst- und Gemüsesäfte als »flüssige« Rohkost einnehmen.

• Verzichten Sie strikt auf Alkohol, Nikotin und Süßigkeiten, und vermindern Sie den üblichen Kaffee- oder Schwarzteekonsum.

Am Ende dieser Woche steht der Vorfastentag mit einschneiden-den Veränderungen der Ernährung, damit der Körper sich auf das Fasten umstellt. Die Kost enthält keinerlei Fleisch- oder Wurstwaren und tierische Fette mehr, die Kalorienzufuhr wird auf 1000 bis 1200 reduziert. Den Nahrungsbedarf deckt man vorwiegend durch Rohkost, gesäuerte Milchprodukte, Müsli und Frischkornbrei.

Deutlich erhöht wird dagegen die Flüssigkeitszufuhr, damit die Ausschwemmung von Schlacken und Giftstoffen eingeleitet wird. Notwendig sind etwa 2 l Mineralwasser, 500 ml Säfte und 2 bis 4 Tassen ungesüßter Kräutertee.

Am Vorfastentag wird die Kalorienzufuhr auf 1000 bis 1200 reduziert.

Speiseplan am Vorfastentag

Nach dem Aufstehen	2 Glas zimmerwarmes Mineralwasser.
Frühstück	1 bis 2 Tassen ungesüßter Kräuter-(Rosmarin-)tee, 150 ml Obst- oder Gemüsesaft; Bircher-Müsli oder Kollath-Frischkornbrei mit Obst oder Gemüse.
2. Frühstück	1 bis 2 Glas Mineralwasser; 1 Scheibe Knäckebrot, 1 mittelgroßer Apfel.
Mittagessen	2 Glas Mineralwasser; grüner Salat mit Joghurt-Kräuter-Soße, Pellkartoffeln mit Rohkostplatte.
Zwischenmahlzeit	150 ml Obst- oder Gemüsesaft, 1 Scheibe Knäckebrot.
Abendessen	1 bis 2 Glas Mineralwasser; 2 Scheiben Knäckebrot mit Kräuterquark.
Vor dem Schlafengehen	1 Tasse schlaffördernder Kräutertee (wie Baldrian, Hopfen) mit 1 TL Honig.

Beginn Fasten-tagebuch

Dieser Speiseplan muß nicht genau befolgt werden; er soll lediglich veranschaulichen, worauf Sie bei der Ernährung am Vorfastentag achten müssen.

Abgesehen von der Kostumstellung soll der Vorfastentag auch die seelisch-geistige Umstimmung einleiten. Versuchen Sie, die Anspannung des Alltags langsam ausklingen zu lassen und unnötigen Streß zu vermeiden. Das gelingt am besten mit Entspannungs- oder Meditationsübungen (wie autogenes Training, Yoga), die möglichst schon einige Wochen vor der Fastenkur erlernt wurden. Sie können aber auch die Fastenzeit nutzen, um eine solche Methode einzuüben; die seelisch-geistige Umstimmung begünstigt den baldigen Erfolg. Keinesfalls dürfen Sie am Tag vor dem Fasten versuchen, noch möglichst viel aufzuarbeiten und zu erledigen, sonst beginnt die Kur abgehetzt und angespannt.

Lassen Sie am Vorfastentag den Alltagsstreß hinter sich.

Rituale!
Aus-zeiten im Tag!

Schließlich leiten Sie spätestens am Vorfastentag das Bewegungsprogramm ein, das während der Kur beibehalten wird. Absolvieren Sie morgens nach dem Aufstehen und abends vor dem Schlafenge-

Tägliche Gymnastik unterstützt Ihre Fastenkur optimal.

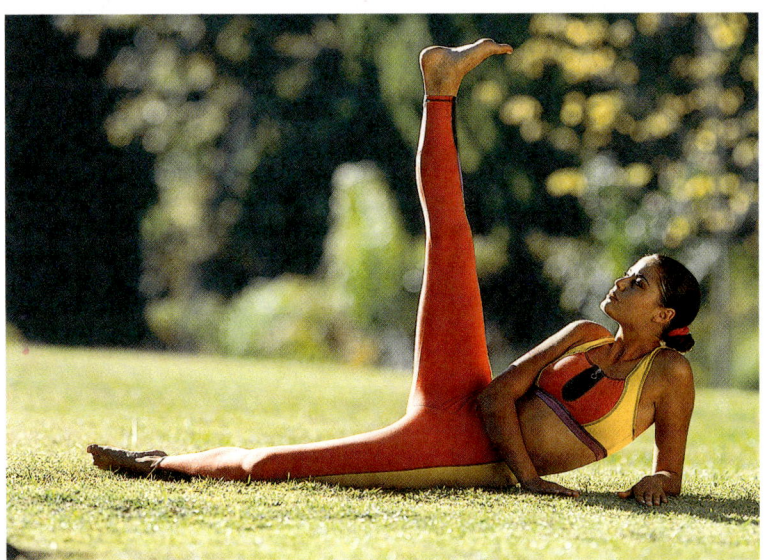

hen 5 bis 10 Minuten Gymnastik unter offenem Fenster, am Nachmittag gehen Sie ½ bis 1 Stunde in flottem Tempo spazieren.

Der Vorfastentag soll spätestens gegen 22 Uhr mit Entspannung/Meditation enden. Um diese Zeit geht man während der gesamten Kur zu Bett. Das vielleicht ungewohnt frühe Schlafengehen wird durch eine Tasse schlaffördernden Baldrian- oder Hopfentee mit etwas Honig erleichtert. Bei Bedarf können Sie auch ein pflanzliches Schlafmittel (vor allem Baldrian-Hopfen-Kombinationen) aus der Apotheke nach Gebrauchsanweisung nehmen, aber keine chemischen Schlafhilfen.

Baldrian- oder Hopfentee sorgen für gesunden Schlaf.

Die 7 Fastentage

Da alle Kurtage ähnlich ablaufen, muß hier nur der 1. Tag genauer beschrieben werden. Er fällt oft am schwersten, denn die Situation ist für Menschen ohne Erfahrung mit dem Fasten zu ungewohnt. Bei ausreichender Motivation und guter Vorbereitung sollten aber keine unlösbaren Probleme auftreten.

Wenn während der Kur kein Beruf ausgeübt wird, schläft man am besten, bis man von selbst gut erholt erwacht. Noch im Bett üben Sie Entspannung/Meditation, was gleich nach dem Erwachen meist besonders gut gelingt. Danach dehnen, strecken und räkeln Sie sich ausgiebig vor dem Aufstehen.

Zuerst nehmen Sie 2 Glas zimmerwarmes Mineralwasser in kleinen Schlucken zur Darmanregung ein. Anschließend trainieren Sie unter offenem Fenster 5 bis 10 Minuten (je nach Leistungsvermögen) Gymnastik, Geübte können auch 10 bis 20 Minuten joggen.

Nun folgt die Morgentoilette mit 3 Minuten warmer Dusche, die abrupt für 10 bis 30 Sekunden auf kaltes Wasser umgestellt wird; das kann bei guter Verträglichkeit zweimal wiederholt werden und härtet gut ab. Zum Abtrocknen empfiehlt sich ein grobes Frotteetuch, das durch mechanische Reizung die Durchblutung und Hautfunktionen fördert. Zum Schluß wird ein pflanzliches Hautfunktionsöl (Reformhaus) einmassiert.

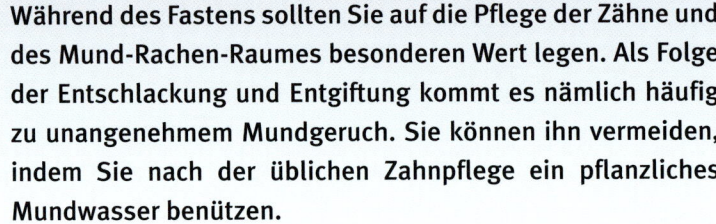

Achten Sie auf gründliche Mundhygiene

Während des Fastens sollten Sie auf die Pflege der Zähne und des Mund-Rachen-Raumes besonderen Wert legen. Als Folge der Entschlackung und Entgiftung kommt es nämlich häufig zu unangenehmem Mundgeruch. Sie können ihn vermeiden, indem Sie nach der üblichen Zahnpflege ein pflanzliches Mundwasser benützen.

Nach der Morgentoilette stellt man am 1., 3., 5. und 7. Fastentag nach Gebrauchsanweisung eine Lösung aus Abführsalz (Glaubersalz) zur gründlichen Darmreinigung her, die innerhalb von 10 bis 20 Minuten schluckweise eingenommen wird. Das führt bald zur Stuhlentleerung, die oft mehrmals und dünnflüssiger erfolgt. Als Alternative eignen sich fertige Klistierlösungen oder -zäpfchen aus der Apotheke.

Rosmarintee regt mild an – eine gesunde Alternative zum gewohnten Kaffee.

Zum Frühstück und als 2. Frühstück gibt es ungesüßten Kräutertee. Rosmarintee eignet sich morgens besonders gut als Alternative zum gewohnten Kaffee oder Schwarztee, weil er mild anregend wirkt. Außerdem können Sie bei Bedarf Kräutertee mit spezifischer Wirkung gegen Risikofaktoren und Krankheiten einnehmen. Am Vormittag zum 2. Frühstück trinken Sie außerdem 1 bis 2 Glas Mineralwasser.

Mittags nehmen Sie wieder Kräutertee und 1 bis 2 Glas Mineralwasser zu sich. Nicht notwendig, auf Wunsch aber erlaubt ist 1 Tasse klare Gemüsebrühe ohne Salz, die praktisch kaum Kalorien zuführt. Danach empfiehlt sich eine zweistündige Bettruhe mit einer warmen Leibauflage, um die Leber-Galle-Funktionen zur Entgiftung anzuregen.

Die Leibauflage können Sie nach der Anleitung auf Seite 55 ohne großen Aufwand selber zusammenstellen.

So machen Sie eine Leibauflage

- Ein Leintuch 2- bis 6fach passend zusammenfalten, in heißes Wasser tauchen und leicht auswringen; dann so warm wie verträglich auf den Oberbauch legen.
- Darüber kommen ein trockenes Leintuch und als äußerer Abschluß eine etwas größere Wolldecke.
- Diese beiden Tücher werden so angelegt, daß sie von der Mitte des Brustkorbs bis zu den Oberschenkeln reichen, und ganz um den Leib geführt.
- Während der Anwendung liegen Sie warm zugedeckt im Bett. Sobald nach 1 bis $1\frac{1}{2}$ Stunden unter der Auflage der Schweiß ausbricht, entfernen Sie die Tücher und ruhen noch $\frac{1}{2}$ Stunde warm zugedeckt im Bett.

Machen Sie jeden Nachmittag einen flotten Spaziergang.

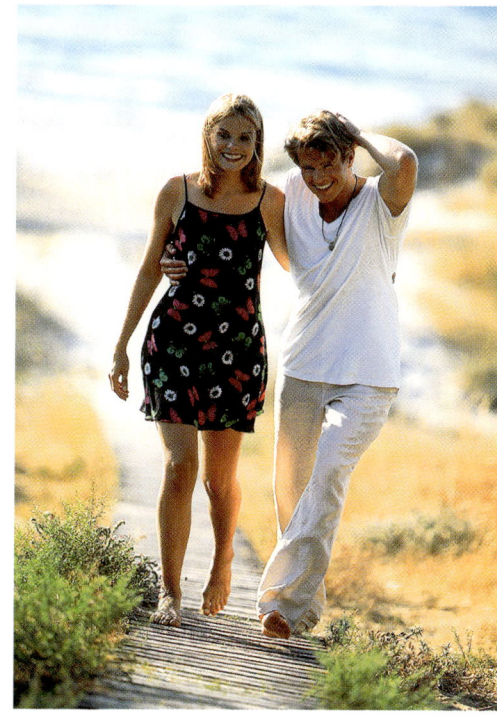

Nachmittags nehmen Sie wieder 1 Tasse Kräutertee und 1 bis 2 Glas Mineralwasser ein. Am späten Nachmittag empfiehlt sich ein Spaziergang in flottem Tempo, der je nach Leistungsvermögen $\frac{1}{2}$ bis 1 Stunde dauern sollte.

Abends spätestens bis gegen 19 Uhr gibt es 1 bis 2 Glas Mineralwasser und auf Wunsch wie mittags 1 Tasse klare Gemüsebrühe. Vor dem Schlafengehen kann noch 1 Tasse schlaffördernder Kräuter-(Baldrian-, Hopfen-)tee getrunken werden, bei Bedarf nehmen Sie zusätzlich ein pflanzliches Schlafmittel (Baldrian-Hopfen-Kombination). Spätestens bis gegen 22 Uhr endet der Fastentag mit 5 bis 10 Minuten Gymnastik, Körperpflege, gründlicher Zahn-Mund-Pflege und Entspannung/ Meditation im Bett.

Ablauf des Fastentags

Morgens nach dem Erwachen	Entspannung/Meditation im Bett; Dehnen und Strecken; 2 Glas zimmerwarmes Mineralwasser; 5 bis 10 Minuten Gymnastik unter offenem Fenster; Morgentoilette mit Wechseldusche (warm/kalt).
Nach der Morgentoilette (jeden 2. Tag)	Abführsalzlösung nach Gebrauchsanweisung zubereiten und innerhalb von 10 bis 20 Minuten einnehmen.
Vormittags	1 bis 2 Tassen ungesüßter Kräutertee, 2 Glas Mineralwasser.
Mittags	1 Tasse ungesüßter Kräutertee, 2 Glas Mineralwasser; auf Wunsch 1 Tasse klare salzlose Gemüsebrühe; bis zu 2 Stunden Bettruhe mit Leibauflage.
Nachmittags	1 Tasse ungesüßter Kräutertee, 1 bis 2 Glas Mineralwasser; $\frac{1}{2}$ bis 1 Stunde flotter Spaziergang.
Abends (spätestens bis gegen 19 Uhr)	1 bis 2 Glas Mineralwasser, eventuell noch 1 Tasse ungesüßter Kräutertee; auf Wunsch 1 Tasse klare Gemüsebrühe wie mittags.

Vor dem Schlafengehen **(spätestens gegen 22 Uhr)**	1 Tasse schlaffördernder Kräutertee, bei Bedarf pflanzliches Schlafmittel (mit Baldrian und Hopfen); 5 bis 10 Minuten Gymnastik unter offenem Fenster; Körper- und sorgfältige Zahn-Mund-Pflege.
Im Bett **vor dem Einschlafen**	Entspannung/Meditation, zum Beispiel autogenes Training oder Yoga.

Nach diesem Grundschema laufen alle sieben Fastentage ab, sofern der Therapeut nichts anderes verordnet. Lediglich die gründliche Darmreinigung mit Abführsalzen erfolgt nur jeden 2. Tag. Im allgemeinen läßt das Hungergefühl, das unerfahrene Menschen bei der ersten Fastenkur befürchten, bis zum 3. Tag deutlich nach, das Allgemeinbefinden bessert sich eindringlich, Gereiztheit und mögliche depressive Verstimmungen als seelisch-geistige Reaktionen klingen ab.

Die letzten Fastentage fallen leicht, man fühlt sich freier, das Denken wird klarer und positiver, die Stimmung hellt sich zunehmend auf. Manchen Menschen fällt es sogar schwer, das Fasten nach dem 7. Tag aufzugeben, so angenehm erleben sie diesen Zustand.

Fastenbrechen zum Abschluß

Im Verlauf der sieben Fastentage verändern sich Stoffwechsel, Verdauung und andere Körperfunktionen. Am Ende der Nahrungskarenz kann der Organismus deshalb nicht sofort auf die normale Ernährung umstellen, das führte unter Umständen zu einer Art »Schock« mit Magen-, Darm-, Leber-, Galle-, Herz- und Kreislauf-

Das Fastenbrechen soll $\frac{1}{4}$ der gesamten Fastenzeit dauern, nach der siebentägigen Kur also 2 Tage.

beschwerden. Deshalb muß die Umstellung schrittweise erfolgen, damit sich die Körperfunktionen wieder anpassen.

1. Tag des Fastenbrechens

Fastenbrechen bereitet den Körper langsam auf feste Nahrung vor.

Der Tag beginnt wie während des Fastens mit Entspannung, Gymnastik und Morgentoilette. Dann trinken Sie 2 Glas Mineralwasser und 2 Tassen Kräutertee, dem 1 bis 2 Teelöffel Honig zugefügt werden. Am Vormittag nehmen Sie 1 bis 2 Glas Mineralwasser, 1 Tasse Kräutertee mit Honig und Kompott aus 1 Apfel zu sich.

Als Mittagessen gibt es 1 Tasse Kräutertee mit etwas Honig, 2 Glas Mineralwasser und 2 Tassen klare Gemüsebrühe ohne Salz. Danach wenden Sie die übliche Leibauflage im Bett an. Nachmittags trinken Sie 1 Tasse Kräutertee mit Honig und 1 bis 2 Glas Mineralwasser, außerdem gibt es wie morgens Kompott aus 1 Apfel.

Abends kann der Körper bereits etwas mehr Nahrung aufnehmen. Sie können 1 Tasse klare Gemüsebrühe ohne Salz, 1 Becher Magerjoghurt mit Kräutern und 1 Scheibe Knäckebrot verzehren, dazu 1 bis 2 Glas Mineralwasser und eventuell nochmals 1 Tasse Kräutertee mit etwas Honig. Vor dem Schlafengehen können Sie 1 Tasse schlaffördernden Baldrian-Hopfen-Tee mit etwas Honig einnehmen. Der Tag endet spätestens gegen 22 Uhr mit Gymnastik, Körper- und Zahn-Mund-Pflege sowie Entspannung oder Meditation im Bett.

Ablauf des Fastenbrechens – 1. Tag

Morgens nach dem Aufwachen	Entspannung oder Meditation im Bett; 5 bis 10 Minuten Gymnastik unter offenem Fenster; Morgentoilette, gründliche Zahn-Mund-Pflege; 2 Tassen Kräutertee mit Honig, 2 Glas Mineralwasser.

Vormittags	1 Tasse Kräutertee mit Honig, 1 bis 2 Glas Mineralwasser; Kompott aus 1 Apfel.
Mittags	1 Tasse Kräutertee mit Honig, 2 Glas Mineralwasser; 2 Tassen klare salzlose Gemüsebrühe; $1^1/_2$ bis 2 Stunden Bettruhe mit Leibwickel.
Nachmittags	1 Tasse Kräutertee mit Honig, 1 bis 2 Glas Mineralwasser; Apfelkompott wie vormittags.
Abends (spätestens bis gegen 19 Uhr)	1 Tasse Kräutertee mit Honig, 1 bis 2 Glas Mineralwasser; 1 Tasse klare salzlose Gemüsebrühe, 1 Becher Magerjoghurt mit Kräutern und 1 Scheibe Knäckebrot.
Vor dem Schlafengehen (spätestens bis gegen 22 Uhr)	1 Tasse schlaffördernder Kräutertee mit Honig; 5 bis 10 Minuten Gymnastik unter offenem Fenster; Körper- und sorgfältige Zahn-Mund-Pflege.
Im Bett vor dem Einschlafen	Entspannung oder Meditation.

2. Tag des Fastenbrechens

Nun bereiten Sie sich auf den Alltag ab dem nächsten Tag vor. Das beginnt beim Aufstehen, das wieder zur gleichen Zeit wie vor der Fastenkur erfolgen soll. Allerdings sollten Sie von nun an besser $1/_4$ bis $1/_2$ Stunde früher als gewohnt aufstehen, damit genügend Zeit für Entspannung/Meditation, Gymnastik und vollwertiges Frühstück bleibt.

Nach Entspannung/Meditation, Gymnastik und Morgentoilette trinken Sie 2 Glas Mineralwasser und geben nochmals eine schwache Lösung mit Abführsalzen (eine so gründliche Darmreinigung wie an den Fastentagen ist nicht mehr erwünscht). Zukünftig muß die Stuhlentleerung aber wieder ohne diese Hilfe gelingen. Das erfordert ballaststoffreiche Ernährung mit viel Rohkost, bei Bedarf zusätzlich Leinsamen, Weizenkleie oder Milchzucker.

Zum Frühstück nehmen Sie 1 bis 2 Tassen Kräutertee mit etwas Honig oder 1 bis 2 Tassen nicht zu starken Schwarztee, bei Verträglichkeit auch schon 1 Tasse koffein- und röststoffarmen Kaffee. Gegessen werden 1 bis 2 Scheiben Knäckebrot mit 5 g Diätmargarine oder Butter und Kräuterquark.

Zu Mittag gibt es eine leckere Rohkostplatte.

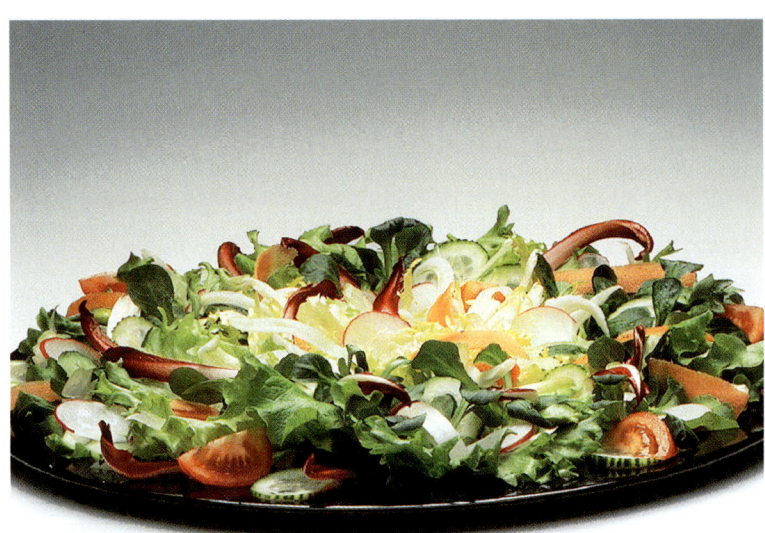

Als 2. Frühstück verzehren Sie am Vormittag 1 grob geraffelten Apfel und trinken 1 Tasse Kräutertee und 1 bis 2 Glas Mineralwasser.

Das Mittagessen besteht aus Salaten oder Rohkostplatte, Pellkartoffeln mit gedünstetem Gemüse, dazu 1 Tasse Kräutertee und 1 bis 2 Glas Mineralwasser. Fleischwaren und tierische Fette müssen noch gemieden werden. Anschließend halten Sie nochmals $1\frac{1}{2}$ bis 2 Stunden Bettruhe mit Leibauflage ein. Zukünftig ist das nicht mehr erforderlich, es empfiehlt sich jedoch, nach dem Mittagessen 5 bis 10 Minuten Entspannung/Meditation zu üben.

Zur kleinen Zwischenmahlzeit am Nachmittag trinken Sie 1 Tasse Kräutertee und 1 Glas Mineralwasser und essen 1 Apfel. Das Abendessen, das auch künftig bis spätestens gegen 19 Uhr eingenommen werden soll, umfaßt 1 bis 2 Scheiben Knäckebrot mit 5 g Diätmargarine oder Butter und Kräuterquark, 1 Tomate und 1 bis 2 Glas Mineralwasser.

Vermeiden Sie am 2. Tag des Fastenbrechens den Verzehr von Fleisch und Wurst.

Vor dem Schlafengehen kann noch 1 Tasse schlaffördernder Baldrian-Hopfen-Tee mit etwas Honig eingenommen werden. Zukünftig sollten Sie auf diese Schlafhilfe aber verzichten, der Schlaf wird dank der regelmäßigen Entspannung/Meditation auch ohne Medikamente gelingen.

Der Tag endet bis spätestens gegen 22 Uhr mit Gymnastik, Körper- und Zahn-Mund-Pflege sowie Entspannung/Meditation im Bett, die künftig beibehalten werden soll. Grundsätzlich empfiehlt es sich auch nach der Fastenkur, gegen 22 Uhr zu Bett zu gehen, damit man am Morgen nach ausreichend langem Schlaf erholt erwacht. Verallgemeinern darf man das aber nicht, denn bei Nachtmenschen entspricht das nicht dem individuellen Schlaf-Wach-Rhythmus. Wenn sie zu früh zu Bett gehen, kann das zu chronischen Schlafstörungen führen. In solchen Fällen liegt der individuell richtige Zeitpunkt zum Schlafengehen später, das muß praktisch erprobt werden.

Damit endet die kurze häusliche Fastenkur nach insgesamt 10 Tagen. Sie sollten sich jetzt deutlich wohler und gesünder als vor der Kur fühlen. Wenn keine nennenswerte Verbesserung des Befindens eingetreten ist, deutet das vielleicht auf eine latente Krankheit hin. Veranlassen Sie deshalb eine gründliche Generaluntersuchung, damit mögliche Erkrankungen erkannt und gezielt behandelt werden. Bei Bedarf kann dazu eine längere Fastenkur ambulant unter fachlicher Kontrolle oder stationär in der Klinik oder im Sanatorium erfolgen.

Fühlen Sie sich nach dem Teefasten nicht deutlich besser, könnte eine latente Erkrankung vorliegen.

Ablauf des Fastenbrechens – 2. Tag

Morgens nach dem Aufwachen	Entspannung oder Meditation im Bett; 5 bis 10 Minuten Gymnastik unter offenem Fenster; Morgentoilette (gründliche Zahn-Mund-Pflege); schwache Lösung mit Abführsalzen zur Darmreinigung.
Frühstück	1 bis 2 Tassen Kräutertee, nicht zu starker Schwarztee oder koffein- und röststoffarmer Kaffee; 1 bis 2 Scheiben Knäckebrot mit 5 g Diätmargarine oder Butter und Kräuterquark.
2. Frühstück	1 Tasse Kräutertee mit Honig, 1 bis 2 Glas Mineralwasser; 1 geraffelter Apfel.
Mittagessen	1 Tasse Kräutertee mit Honig, 1 bis 2 Glas Mineralwasser; Salate oder Rohkostplatte mit Pellkartoffeln und gedünstetem Gemüse; $1^1/_2$ bis 2 Stunden Bettruhe mit Leibauflage.
Zwischenmahlzeit	1 Tasse Kräutertee mit Honig, 1 Glas Mineralwasser; 1 Apfel.
Abendessen (spätestens bis gegen 19 Uhr)	1 Tasse Kräutertee mit Honig; 1 bis 2 Scheiben Knäckebrot mit 5 g Diätmargarine oder Butter, Kräuterquark und 1 Tomate.

Vor dem Schlafengehen (bis gegen 22 Uhr)	1 Tasse schlaffördernder Kräutertee mit Honig; 5 bis 10 Minuten Gymnastik unter offenem Fenster; Körper- und gründliche Zahn-Mund-Pflege.
Im Bett vor dem Einschlafen	Entspannung oder Meditation.

Nach dem Fastenbrechen sollten Sie noch 1 bis 2 Wochen streng vegetarische Ernährung einhalten und auf alle Genußmittel verzichten. Nutzen Sie diese Zeit, um sich durch einschlägige Literatur mit den Grundregeln der Vollwertkost vertraut zu machen und die früher übliche Zivilisationskost konsequent umzustellen. (Auf die gesündere Lebensweise nach der Kur wird ab Seite 111ff. ausführlicher eingegangen.)

Saftfasten

Die Saftfastenkur läuft im Prinzip wie das strenge Teefasten ab. Mit den Säften nimmt man zwar Kalorien auf, aber das beeinträchtigt die Wirksamkeit nicht. Die tägliche Kalorienzufuhr liegt im Vergleich zur normalen Ernährung immer noch so niedrig, daß man von »mildem« Fasten sprechen kann. Deshalb darf Saftfasten auch einige Tage länger als Teefasten zur Selbsthilfe durchgeführt werden.

Gesunde können Saftfasten zur Vorsorge ohne Überwachung durch den Therapeuten anwenden. Vor der Kur sollte aber fachlich abgeklärt werden, ob Gegenanzeigen bestehen oder besondere Vorsichtsmaßnahmen beachtet werden müssen. Längere Saftfastenkuren bei Krankheiten erfordern immer fachliche Beratung und Begleitung während der Kur.

Beim Saftfasten werden so wenig Kalorien aufgenommen, daß die Wirksamkeit nicht beeinträchtigt ist.

Herstellung und Einnahme der Säfte

Die Heilwirkungen des Fastens erzielt man bei der Saftkur natürlich nur, wenn mit den Säften nicht zu viele Kalorien zugeführt werden. Die tägliche Saftzufuhr ist daher auf 750 ml begrenzt. Das genügt freilich nicht zur Entschlackung und Entgiftung; den restlichen Flüssigkeitsbedarf von etwa $2\frac{1}{4}$ l deckt man wie beim strengen Fasten durch Kräutertee und Mineralwasser. Zum Teil werden die Säfte auch zu gleichen Teilen mit Mineralwasser gemischt.

Grundregel des Saftfastens

Da die verschiedenen Säfte unterschiedliche Wirkstoffe enthalten, muß die Saftzufuhr ausgewogen zusammengestellt werden. Als Grundregel gilt, jeden Tag mindestens eine Sorte Obst-, Gemüse- und Kräutersaft einzunehmen.

Nach praktischer Erfahrung bewährt sich die folgende Aufteilung: Je 300 ml Obst- und Gemüsesaft sowie 150 ml Kräutersaft, auf 3 bis 5 Portionen über den Tag verteilt. Man kann diese Saftmenge zum Beispiel so aufteilen:

Sie können die Säfte auf 3 oder 5 Portionen über den Tag verteilt trinken.

• Morgens, vormittags, mittags, nachmittags und abends je 60 ml Obst- und Gemüsesaft mit je 30 ml Kräutersaft.

Diese Verteilung auf 5 Portionen gilt als optimal, weil kleinere Mengen am besten vertragen und verwertet werden. Soll die Saftmenge nur in 3 Portionen eingenommen werden, empfiehlt sich die folgende Verteilung:

• Morgens, mittags und abends je 100 ml Obst- und Gemüsesaft mit je 50 ml Kräutersaft.

Auf Wunsch können diese Aufteilungen variiert werden. So kann man beispielsweise morgens und abends je 150 ml Obstsaft, vormittags, mittags und nachmittags je 100 ml Gemüsesaft mit je 50 ml Kräutersaft einnehmen. Die einzelnen Saftarten sollen aber immer auf mindestens 2 Portionen über den Tag verteilt werden. Die oben als Beispiele genannten Aufteilungen eignen sich in der Praxis jedoch besonders gut, weil sie übersichtlich sind.

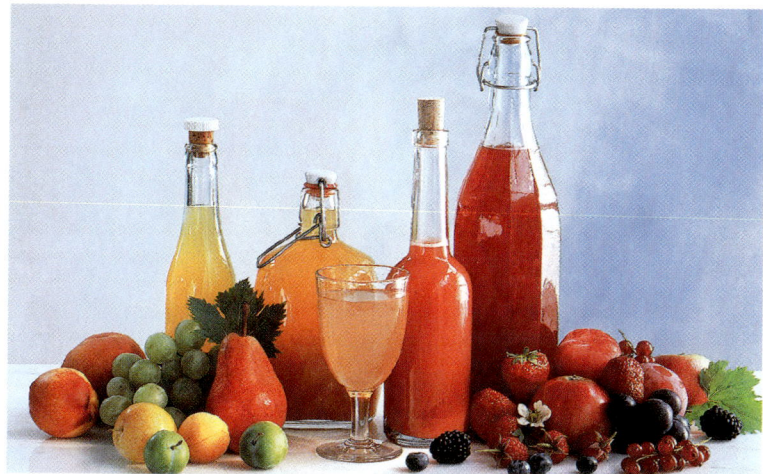

Sie können die Fruchtsäfte beliebig variieren.

Während der gesamten Kur können Sie Tag für Tag die gleichen Säfte einnehmen. Das empfiehlt sich insbesondere dann, wenn die Säfte eine spezielle therapeutische Wirkung bei bestimmten Krankheiten ausüben sollen. Oft kann man aber täglich oder jeden 2. bis 3. Tag einen oder mehrere neue Säfte einnehmen, um die Kur abwechslungsreicher und wohlschmeckender zu gestalten.

Die Mischung macht's

Manche Säfte können miteinander gemischt werden (siehe Rezeptteil Seite 105ff.), andere vertragen sich geschmacklich nicht. Vor allem die Mischungen aus mehreren Obst- oder Gemüsesäften und Gemüse- mit Kräutersäften passen meist gut zusammen. Zum Teil können auch Obstsäfte mit passenden Gemüse- und Kräutersäften gemischt werden. Das hängt mit vom persönlichen Geschmack ab.

Einige Therapeuten fordern allerdings, daß jeder Saft einzeln eingenommen werden soll, damit er optimal wirkt. Es gibt jedoch keine sicheren Beweise dafür, daß diese Empfehlung tatsächlich Vorteile bringt. Wenn es dem persönlichen Geschmack entspricht, können die Säfte natürlich einzeln verabreicht werden.

Die Frage, ob die Säfte stets portionsweise frisch hergestellt werden müssen oder fertige Säfte erlaubt/vorzuziehen sind, wird in Fachkreisen kontrovers diskutiert. Ein Teil der Therapeuten empfiehlt ausschließlich die selbst frisch hergestellten Säfte, andere erlauben auch fertige Zubereitungen oder ziehen diese sogar den selbst produzierten Säften vor. Das erscheint teilweise auch als »Glaubensfrage«.

Fertigsäfte oder eigene Herstellung?

Grundsätzlich läßt sich dazu feststellen:
- Fertige Säfte aus dem seriösen Fachhandel (wie Reformhäuser) sind nicht nur bequemer, sondern können sogar naturbelassener und vollwertiger als selbst zubereitete Säfte sein, weil sie meist gleich nach der Ernte hergestellt werden.
- Selbst zubereitete Säfte bieten nur dann Vorteile, wenn sie aus Obst- und Gemüsesorten sofort nach der Ernte hergestellt werden; das ist in der Regel nur gewährleistet, wenn man sie im eigenen Garten anbaut.

Achten Sie bei Obst und Gemüse auf Qualität und Herkunft.

Zur Saftbereitung sollten Sie nur Obst und Gemüse guter Qualität aus giftfreiem biologischem Anbau verwenden. Die Früchte werden zunächst gründlich mit kaltem Wasser gereinigt, feste Früchte und Wurzelgemüse schrubbt man mit der Bürste ab. Dann werden sie mit einem rostfreien Messer oder auf einer Glasreibe fein zerkleinert, zum Teil auch im Mixer püriert. Den Brei füllt man in ein ausreichend großes Leintuch, schlägt es oben zusammen und preßt kräftig über einer Schüssel aus. Diese einfachste Form der Saftherstellung ergibt allerdings nur relativ geringe Mengen.

Ertragreicher ist die Saftbereitung mit einer von Hand bedienten Saftpresse oder einer elektrischen Saftzentrifuge. Damit kann man aus 100 g Obst oder Gemüse bis zu 70 g Saft gewinnen. Das alles ist aber mit erheblichem Arbeitsaufwand verbunden – ein Grund mehr, möglichst die fertigen Säfte aus dem seriösen Fachhandel zu verwenden.

Eine Presse oder Zentrifuge erleichtert die Saftbereitung.

Heilwirkungen verschiedener Säfte

Die folgende Zusammenstellung gibt Obst-, Gemüse- und Kräutersäfte an, die sich zur Saftkur besonders gut eignen, und nennt ihre Hauptwirkungen und Heilanzeigen. Darüber hinaus können Sie natürlich auch andere Säfte verwenden. Wenn Säfte bei Krankheiten zur gezielten Therapie eingesetzt werden sollen, stimmt man die Auswahl mit dem erfahrenen Fachmann ab.

Saftart	Hauptwirkungen/Heilanzeigen
Apfel	Magen-Darm-Beschwerden, Stuhlverstopfung, Gicht, Harnsäureablagerungen in den Geweben
Artischocke	Anregung der Galleproduktion und des Galleflusses, Leberschutz, allgemeine Leistungsschwäche, erhöhte Cholesterinblutwerte
Birke	Blutreinigung, Harnsäureablagerungen in den Geweben, Gicht, Rheuma, Blasenentzündung
Birne	Entwässerung, Herz-Kreislauf-Entlastung
Brennessel	Blutreinigung, Gicht, Rheuma, Hautleiden

Saftart	Hauptwirkungen/Heilanzeigen
Brombeere	Magen-Darm-Störungen, Katarrhe der Atemwege
Brunnenkresse	Blutreinigung, Anregung des Stoffwechsels (Vorsicht bei Erkrankungen der Schilddrüse)
Gurke	Blutreinigung, Hautleiden
Hagebutte	Blutreinigung, Entwässerung, Vorbeugung von Nierensteinen, Frühjahrsmüdigkeit
Heidelbeere	Magen-Darm-Katarrh, Durchfall
Himbeere	fieberhafte Infektionskrankheiten
Holunder	fieberhafte Infektionskrankheiten (wie Erkältung), versuchsweise bei Nervenschmerzen
Johannisbeere	
• rot	Entwässerung, Entlastung von Herz und Kreislauf
• schwarz	allgemeine Kräftigung, versuchsweise bei Rheuma
Kartoffel	Übersäuerung des Magens, Sodbrennen, chronische Magenschleimhautentzündung und Magengeschwüre
Kohl	Magen-Darm-Geschwüre
Löwenzahn	Blutreinigung, Entwässerung, Anregung der Gallenproduktion und des Gallenflusses (Vorsicht bei Verdacht auf Gallenstein)
Meerrettich	Entwässerung, desinfizierend bei Infektionen der Harnwege (nicht immer verträglich, es kann zu Schleimhautreizungen kommen)
Möhre	Vitamin-A-Mangel, Überanstrengung der Augen mit Sehstörungen, Nachtblindheit, Hautleiden, Darmkatarrhe, Wurmbefall des Darms

Vorsicht: Roher Kartoffelsaft wirkt überdosiert giftig.

Saftart	Hauptwirkungen/Heilanzeigen
Orange	Appetitmangel
Pflaume	mild auf natürliche Weise abführend bei akuter Verstopfung und chronischer Darmträgheit

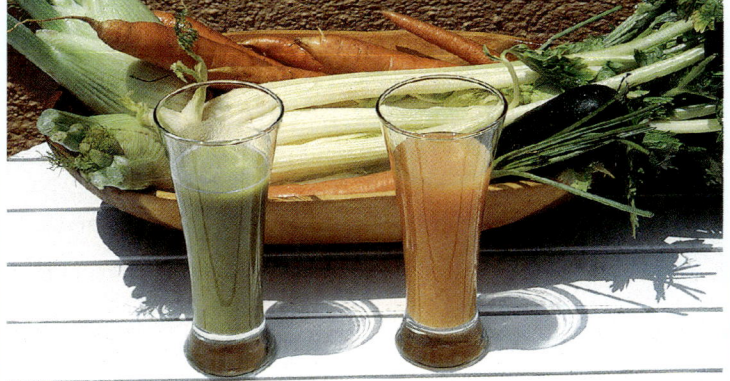

Möhrensaft ist gut für die Augen, Selleriesaft fördert die Blutreinigung.

Rettich	Anregung des Gallenflusses, Vorbeugung von Gallensteinen, Katarrhe der Atemwege mit Husten
Rote Bete	allgemeine Kräftigung, Krebsvorbeugung und -nachsorge, chronische Entzündungen
Sauerkirsche	ergänzend bei Blutarmut und anderen Mangelkrankheiten
Schlehdorn	Vitamin-C-Mangel, fieberhafte Infektionskrankheiten (wie Erkältung), Magen-Darm-Katarrhe
Sellerie	Blutreinigung, Entwässerung
Spinat	Blutbildung, Eisenmangel mit Blutarmut (aber nicht so eisenreich, wie oft angenommen wird), Verdauungsschwäche

Saftart	Hauptwirkungen/Heilanzeigen
Tomate	Verdauungsschwäche, Magenbeschwerden, bei Alkoholkater
Traube	Blutreinigung, Blutbildung, allgemeine Kräftigung (bevorzugt verwendet man Saft von Meraner Vernatschtrauben, Frankentaler oder Trollinger Trauben zur Kur)
Weißdorn	Alterserscheinungen am Herz-Gefäß-System, Stärkung des Herzmuskels, ergänzend bei Arteriosklerose und Bluthochdruck
Wermut	Appetitmangel, Sodbrennen bei zu geringer Magensaftproduktion, allgemeine Verdauungsschwäche
Zinnkraut (Ackerschachtelhalm)	Bindegewebsschwäche, Katarrhe der Atemwege, Ansammlung von Flüssigkeit in den Geweben (Ödeme), versuchsweise bei Nieren-Blasen-Leiden
Zwiebel	Katarrhe und Verschleimung der Atemwege, Magen-Darm-Beschwerden, Arteriosklerose, Bluthochdruck, Stärkung des Herzmuskels

Vorbereitung und Vorfastentag

Auch beim Saftfasten gilt, daß die Kur gut vorbereitet werden muß. Die dazu notwendigen Maßnahmen wurden bereits beim Teefasten (siehe Seite 48ff.) ausführlich beschrieben. Erforderlich sind insbesondere:

Vorbereitende Maßnahmen für das Saftfasten

• Ausreichende Motivation zum Fasten je nach persönlichen Lebensumständen, zum Beispiel bessere Gesundheit, Abbau von Übergewicht und Risikofaktoren oder Linderung/Heilung bestehender Krankheiten.

- Abstimmung mit dem Therapeuten, vor allem mögliche Einwände (Gegenanzeigen) gegen das Saftfasten, besondere Vorsichtsmaßnahmen und bei Bedarf fachliche Betreuung während der Kur.
- Festlegung des optimalen Zeitpunkts für die Kur, wobei berufliche und familiäre Belange berücksichtigt werden müssen.
- In der Woche vor der Kur stellt man die Ernährung auf vegetarische Kost mit reichlich Rohkost um, nimmt täglich 0,5 l Obst- und Gemüsesäfte ein und verzichtet auf Genußmittel. Damit ist die Vorbereitungsphase abgeschlossen.

Der Tag vor dem Beginn der Saftfastenkur wird wie der Vorfastentag beim strengen Teefasten gestaltet. Verzichten Sie strikt auf Fleischwaren und tierische Fette, bevorzugen Sie Rohkost, Müsli, Frischkornbrei, gesäuerte Milchprodukte und 0,5 l Säfte. Die Kalorienzufuhr liegt nur noch bei 1000 bis 1200, damit sich der Körper auf das Fasten umstellt. Die Versorgung mit Flüssigkeit dagegen wird erhöht, um die Ausschwemmung von Schlacken und Giftstoffen einzuleiten. Neben 0,5 l Säften trinken Sie 2 l Mineralwasser und 2 bis 4 Tassen Kräutertee ohne Zucker.

Am Vorfastentag wird die Kalorienzufuhr auf 1000 bis 1200 reduziert. Trinken Sie ausreichend Säfte, Mineralwasser und Kräutertees.

Wichtig ist überdies die seelisch-geistige Umstimmung am Vorfastentag. Vermeiden Sie unnötigen Streß, die Anspannung des Alltags soll langsam ausklingen. Morgens und abends üben Sie Entspannung oder Meditation, die schon einige Wochen vor der Saftfastenkur erlernt werden können.

Schließlich leitet der Vorfastentag das Bewegungsprogramm ein: Morgens und abends 5 bis 10 Minuten Gymnastik unter offenem Fenster, nachmittags ein flotter, ca. einstündiger Spaziergang.

Der Vorfastentag soll spätestens gegen 22 Uhr enden, was während der Kur beibehalten wird. Wenn dieser Zeitpunkt ungewohnt früh liegt, kann Baldrian- oder Hopfentee mit etwas Honig oder ein pflanzliches Schlafmittel aus der Apotheke das Einschlafen erleichtern; chemische Psychopharmaka dürfen nicht eingenommen werden.

Die 10 Saftfastentage

Die zur Selbsthilfe durchgeführte Saftfastenkur dauert 8 bis 10 Tage. Wenn so lang nicht gefastet werden kann, muß die Kur mindestens 5 bis 7 Tage dauern, damit eine ausreichende Wirkung erzielt wird. Bei Bedarf sind nach fachlicher Verordnung auch wesentlich längere Saftfastenkuren möglich, die aber meist in Kliniken oder Sanatorien absolviert werden. Die kürzeren Kuren können mehrmals im Jahr wiederholt werden.

Saftfasten sollte mindestens 5, höchstens 10 Tage dauern.

Die Saftfastentage entsprechen im Prinzip den strengen Fastentagen (siehe Seite 53ff.). Der Unterschied besteht eben darin, daß man nicht völlig auf Kalorien verzichtet, sondern Säfte einnimmt.

Der Tag beginnt mit Entspannung/Meditation im Bett. Dann nimmt man 2 Glas zimmerwarmes Mineralwasser zur Darmanregung. Danach folgen 5 bis 10 Minuten Gymnastik unter offenem Fenster.

Zur Morgentoilette empfiehlt sich die Wechseldusche (warm/kalt). Ein grobes Frotteetuch fördert beim Abtrocknen mechanisch Durchblutung und Funktionen der Haut. Abschließend massiert man ein pflanzliches Hautfunktionsöl ein. Die Zahn-Mund-Pflege muß besonders sorgfältig durchgeführt werden, damit es als Folge der Entgiftung und Entschlackung nicht zu unangenehmem Mundgeruch kommt. Ein pflanzliches Mundwasser beugt dem vor.

Glaubersalz fördert die gründliche Darmreinigung.

Am 1., 3., 5., 7. und 9. Tag der Saftfastenkur verabreicht man nach der Morgentoilette eine Lösung aus Abführsalz (Glaubersalz) zur gründlichen Darmreinigung. Auch fertige Klistierlösungen oder -zäpfchen aus der Apotheke eignen sich gut zu diesem Zweck.

Das Frühstück besteht aus Kräuter-(Rosmarin-)tee und 150 bis 250 ml Obst-, Gemüse- und Kräutersäften. Vormittags gibt es wieder 150 ml Obst-, Gemüse- und Kräutersäfte, sofern die Saftmenge nicht auf 3 Portionen zu je 250 ml aufgeteilt wird, und 1 bis 2 Glas Mineralwasser.

Um die Mittagszeit nimmt man 150 bis 250 ml Obst-, Gemüse- und Kräutersäfte sowie 2 Glas Mineralwasser ein, bei Bedarf zusätzlich 1 Tasse Kräutertee. Die beim strengen Fasten erlaubte

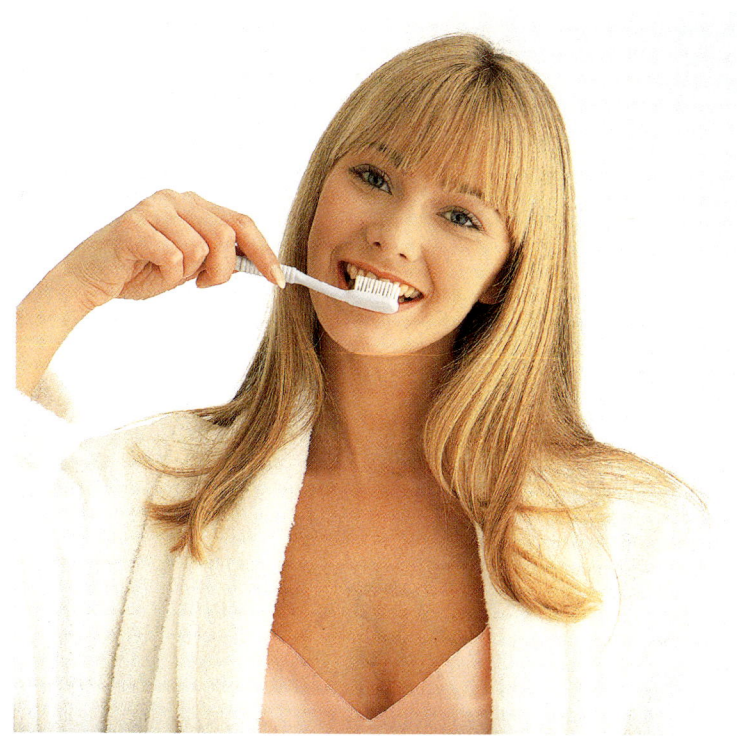

klare Gemüsebrühe soll beim Saftfasten nicht verwendet werden. Anschließend empfiehlt sich eine zweistündige Bettruhe mit warmer Leibauflage, um die Leber-Galle-Funktionen anzuregen.

Nachmittags folgen wieder 150 ml Obst-, Gemüse- und Kräutersäfte (wenn die Saftmenge nicht in 3 Portionen zu je 250 ml eingenommen wird) und 1 bis 2 Glas Mineralwasser. Außerdem kann 1 Tasse Kräutertee verabreicht werden. Am späten Nachmittag führt man einen flotten Spaziergang durch.

Bis spätestens gegen 19 Uhr gibt man die letzte Portion mit 150 bis 250 ml Obst-, Gemüse- und Kräutersäften sowie 1 bis 2 Glas Mineralwasser. Kräutertee kann ebenfalls getrunken werden, wenn die Tagesdosis nicht schon vorher erreicht wurde. Die beim strengen Fasten mögliche klare Gemüsebrühe wird beim Saftfasten abends nicht verabreicht.

Zum Abschluß des Tages bis spätestens gegen 22 Uhr kann bei Bedarf 1 Tasse schlaffördernder Baldrian-/Hopfentee oder ein pflanzliches Medikament mit Baldrian und Hopfen verabreicht werden, um den Schlaf zu erleichtern. Dann führt man 5 bis 10 Minuten Gymnastik unter offenem Fenster, Körperpflege mit gründlicher Zahn-Mund-Hygiene und im Bett Entspannung/ Meditation durch.

Ablauf des Saftfastentags

Morgens nach dem Erwachen	Entspannung/Meditation im Bett; 2 Glas zimmerwarmes Mineralwasser; 5 bis 10 Minuten Gymnastik unter offenem Fenster; Morgentoilette mit Wechseldusche (warm/kalt).
Nach der Morgentoilette (jeden 2. Tag)	Abführsalzlösung zur gründlichen Reinigung des Darms nach Gebrauchsanweisung zubereiten und innerhalb von 10 bis 20 Minuten einnehmen; 1 bis 2 Tassen Kräuter-(Rosmarin-)tee ohne Zucker; je 60 ml Obst-, Gemüsesaft, 30 ml Kräutersaft.
Vormittags	1 bis 2 Tassen Kräutertee, 1 bis 2 Glas Mineralwasser; je 60 ml Obst-, Gemüsesaft, 30 ml Kräutersaft.
Mittags	1 Tasse Kräutertee, 2 Glas Mineralwasser; je 60 ml Obst-, Gemüsesaft, 30 ml Kräutersaft; bis zu 2 Stunden Bettruhe mit Leibauflage.

Nachmittags	1 bis 2 Glas Mineralwasser; je 60 ml Obst-, Gemüsesaft, 30 ml Kräutersaft; ½ bis 1 Stunde Spaziergang in flottem Tempo.
Abends (spätestens gegen 19 Uhr)	1 bis 2 Glas Mineralwasser, eventuell noch 1 Tasse Kräutertee; je 60 ml Obst-, Gemüsesaft, 30 ml Kräutersaft.
Vor dem Schlafengehen (spätestens gegen 22 Uhr)	1 Tasse schlaffördernder Kräutertee, bei Bedarf pflanzliches Schlafmittel mit Baldrian/Hopfen; 5 bis 10 Minuten Gymnastik unter offenem Fenster; Körperhygiene und sorgfältige Pflege der Zähne und des Mundraumes.
Im Bett vor dem Einschlafen	Entspannung/Meditation, zum Beispiel autogenes Training oder Yoga.

Beispiele für die Kombination von Säften finden Sie im Rezeptteil auf Seite 105ff.

Nach diesem Grundschema verläuft die gesamte Saftfastenkur, wenn im Einzelfall keine Besonderheiten verordnet wurden. Hunger tritt nicht so stark wie beim strengen Fasten auf. Etwa ab dem 3./4. Tag bessert sich allmählich das körperliche und seelisch-geistige Befinden.

Fastenbrechen zum Abschluß

Beim Saftfasten werden Verdauungs- und Stoffwechselfunktionen nicht so radikal wie beim strengen Fasten umgestellt. Das Fastenbrechen ist aber dennoch notwendig, um den Körper wieder an die normale Ernährung zu gewöhnen. Es dauert bei der 8- bis 10tägigen Saftfastenkur 2 Tage und weicht am 1. Tag vom Fastenbrechen nach totalem Fasten ab.

Auch nach dem Saftfasten ist eine langsame Umstellung auf feste Nahrung notwendig.

1. Tag des Fastenbrechens

Der 1. Tag nach der Saftfastenkur führt noch hauptsächlich Säfte zu, die durch andere Lebensmittel angereichert werden. Dazu eignen sich vor allem Fruchtzucker, Honig, Weizenkeime, Haferflocken, Leinsamen, Gersten- und Weizenschrot, Sojamehl, Sojamilch, Hefepulver, Eigelb, Keimöle und etwas saure Sahne. Zusätzlich ißt man 2 bis 3 Scheiben Knäckebrot, Kräuterquark und etwas Obst und Gemüse als feste Rohkost. Fleisch- und Wurstwaren sind noch strikt verboten.

Ansonsten entspricht das Fastenbrechen nach der Saftfastenkur den Regeln, die nach totalem Fasten eingehalten werden sollen (siehe Seite 57). Das folgende Beispiel veranschaulicht den Kostplan für den 1. Tag des Fastenbrechens. Abweichungen davon sind zwar möglich, aber sinngemäß sollte er befolgt werden. Entspannung/Meditation, Körperpflege und Bewegungsprogramm werden wie während der Saftfastentage beibehalten und hier nicht mehr gesondert genannt.

Ablauf des Fastenbrechens – 1. Tag

Morgens	2 Glas zimmerwarmes Mineralwasser; 2 Tassen Kräuter-(Rosmarin-)tee mit Honig; 150 ml Säfte mit 10 g Weizenkleie und 5 g Weizenkeimen.
Vormittags	1 bis 2 Glas Mineralwasser, 1 Tasse Kräutertee mit Honig; 150 ml Säfte mit 5 g Fruchtzucker; ein auf der Glasreibe geraffelter Apfel oder eine mit der Gabel pürierte Banane mit etwas Magerjoghurt, auf Wunsch dazu 1 Scheibe Knäckebrot.

Mittags	2 Glas Mineralwasser; 150 ml Säfte mit Honig, Rohkostplatte mit Soße aus je 5 g Keimöl und saurer Sahne, dazu 1 Scheibe Knäckebrot.
Nachmittags	1 Tasse Kräutertee mit Honig, 1 Glas Mineralwasser; 150 ml Säfte mit 20 ml Sojamilch und $1/2$ Eigelb verrührt, auf Wunsch Apfel oder Banane wie vormittags.
Abends (spätestens gegen 19 Uhr)	1 Tasse Kräutertee mit Honig, 1 Glas Mineralwasser; 150 ml Säfte mit 20 g Sojamalt (Soja-Malz-Aufbaunahrung aus dem Reformhaus) und 10 bis 15 g Leinsamen oder Weizenkleie, dazu 1 Scheibe Knäckebrot mit Kräuterquark und grüner Salat mit Joghurt-Kräuter-Soße.

2. Tag des Fastenbrechens

Für den 2. Tag nach der Saftfastenkur gelten die gleichen Empfehlungen wie zum Fastenbrechen nach strengem Teefasten (siehe Seite 59). Damit endet die häusliche Kur nach insgesamt 13 Tagen. Das Befinden sollte sich nun deutlich verbessert haben, andernfalls könnte eine latente Krankheit bestehen, die nach fachlicher Verordnung gezielt behandelt werden muß. Fragen Sie im Zweifelsfall Ihren Arzt.

Nach dem Fastenbrechen ernähren Sie sich noch 1 bis 2 Wochen lang streng vegetarisch und verzichten auf alle Genußmittel. Dann kehren Sie zur normalen Ernährungs- und Lebensweise zurück, die aber alle früheren Verhaltensfehler vermeiden muß. (Die gesündere Lebensweise nach der Kur wird auf Seite 111ff. beschrieben.)

Ernähren Sie sich 1 bis 2 Wochen nach dem Saftfasten streng vegetarisch.

Wichtige Ergänzungen des Fastens

■ Die Wirkungen der Fastenkur sollen durch mehrere Maßnahmen verstärkt werden. Wenn der Therapeut nichts anderes verordnet, gehören dazu vor allem gründliche Darmreinigung mit Sanierung der Darmflora und Anregung der Leber-Galle-Funktionen. Darüber hinaus nimmt man die Kur zum Anlaß, mit Entspannung/Meditation und mehr Bewegung zu beginnen und sich weitgehend von Genußmitteln zu entwöhnen. Das behält man auch nach der Kur zur ständigen Gesundheitspflege bei.

Darmreinigung und Sanierung der Darmflora

Die gründliche Darmreinigung während der Fastenkur verbessert die entgiftende und entschlackende Wirkung. Da man die Anregung der Darmentleerung nicht durch Ballaststoffe oder Milchzucker erreichen kann (das widerspricht naturgemäß dem Fasten), werden ausnahmsweise Abführsalze verwendet. Für die kurze Zeit einer Kur läßt sich der Gebrauch dieser meist gut verträglichen Abführmittel verantworten, danach sind sie aber wieder verboten.

Glaubersalz fördert die Darmentleerung

Seit langem verwendet man eine Lösung aus Glaubersalz (Natriumsulfat), die nach Anweisung hergestellt und an jedem 2. Fastentag morgens eingenommen wird. Danach kommt es zu (meist) mehreren, oft dünnflüssigeren Stuhlentleerungen, die den Darm gründlich reinigen; dabei werden vor allem die lange im Darm angehäuften Schlacken und Giftstoffe allmählich entfernt.

Als Alternative zum unangenehm schmeckenden Glaubersalz können fertige Zubereitungen aus der Apotheke verwendet werden, die zum Teil andere Abführsalze und natürliche geschmacksverbessernde Zusätze enthalten. Nach fachlicher Verordnung kommen auch Einläufe (Klistier) in Frage. Auch dazu gibt es in der Apotheke fertige Lösungen. Zum Hausgebrauch bevorzugt man die bequemen Fertigklistiere, die einfach ohne Hilfsmittel angewendet werden können.

Nach der Fastenkur sind Abführsalze, Klistiere und andere Abführmittel nicht mehr angezeigt, allenfalls bei akuter Verstopfung dürften sie einmal gebraucht werden. Die Darmentleerung muß wieder auf natürliche Weise erfolgen. Gefördert wird sie durch ballaststoffreiche Ernährung, bei Bedarf ergänzt durch Milchzucker.

Abführsalze und Klistiere sind lediglich während der Fastenkur erlaubt.

Dauernde Fehlernährung und Ansammlung von Schlacken und Giftstoffen im Darm schädigen im Lauf der Zeit auch die Darmflora. Dann entstehen nicht nur Verdauungsbeschwerden, sondern auch andere Gesundheitsstörungen, weil die nützlichen Darmkeime unter anderem mit für die Abwehr- und Selbstheilungsregulationen zuständig sind.

Die gründliche Darmreinigung während der Fastenkur bietet Gelegenheit, gleichzeitig die Darmflora zu sanieren. Milchzucker kommt dazu während des Fastens natürlich nicht in Frage. Entweder verwendet man fertige Zubereitungen mit Milchsäure aus der Apotheke oder ein vom Therapeuten verordnetes Medikament mit den nützlichen Keimen. Diese Maßnahmen können bei Bedarf auch nach der Fastenkur noch einige Zeit beibehalten werden, bis sich die Darmflora vollständig normalisiert hat.

Nutzen Sie die Fastenkur, um Ihre Darmflora gründlich zu sanieren.

Anregung der Leber-Galle-Funktionen

Die Leber als »Entgiftungszentrale« des Körpers wird während der Fastenkur erheblich beansprucht. Vor allem baut sie Giftstoffe chemisch so um, daß sie ausgeschieden werden können, und produziert Galle, die indirekt mit zur Entschlackung beiträgt. Daher empfiehlt es sich, die Funktionen des Leber-Galle-Systems während der Fastenkur und einige Wochen danach anzuregen. Bestehen bereits Leber- oder Galleleiden, muß das fachlich verordnet werden.

Natürliche Helfer: Mariendistel und Artischocke

Mariendistel gehört zu den wirksamsten Heilmitteln für das Leber-Galle-System, selbst bei schweren Vergiftungen und chronischer Leberzirrhose kann sie noch helfen. Ähnlich gut wirken Artischocken, die Entgiftung, Absonderung von Galle mit Schlacken und andere Leberfunktionen anregen und überdies die Harnausscheidung steigern.

Artischocke und Mariendistel verwendet man in fertiger Zubereitung aus der Apotheke, damit ein stets gleichbleibender Wirkstoffgehalt gewährleistet ist. Tee und Säfte aus diesen Heilpflanzen können ergänzend verabreicht werden, ihr Wirkstoffgehalt unterliegt aber natürlichen Schwankungen.

Die Kur soll 6 bis 8 Wochen dauern, damit die Leber-Galle-Funktionen ausreichend gebessert werden. Die Dosierung ergibt sich aus der Gebrauchsanweisung. Weitere Heilmittel für das Leber-Galle-System sind im allgemeinen nicht erforderlich, sofern sie bei Krankheiten nicht fachlich verordnet werden.

Ausreichende Bewegung

Behalten Sie Ihr Bewegungsprogramm auch nach der Fastenkur bei.

Eine Fastenkur eignet sich gut, um ein Bewegungsprogramm zu beginnen, das nach der Kur beibehalten wird. Die körperliche Leistungsfähigkeit wird durch kürzeres Fasten kaum beeinträchtigt, überfordern darf man sich beim Training aber nicht. Ungeübte beginnen mit einem leichten Bewegungsprogramm, das der augenblicklichen Leistungsfähigkeit entspricht, und steigern es allmählich, wenn das Leistungsvermögen zunimmt. Vorsorglich besprechen Untrainierte das Bewegungsprogramm mit dem Therapeuten, der bei Bedarf Vorsichtsmaßnahmen und Einschränkungen verordnen wird.

Das Bewegungsprogramm während der Fastenkur trägt mit zum Erfolg bei. Schlacken werden zum Teil beim Training in der Muskulatur verbrannt, teils durch vermehrtes Schwitzen über die Haut ausgeschieden. Die bessere Durchblutung fördert den Zellstoffwechsel und andere Funktionen der Zellen und Gewebe, der vermehrte Lymphfluß transportiert Ablagerungen aus den Geweben ab. Nicht zuletzt begünstigt Bewegung die Regeneration von Zellen, Geweben und Organen.

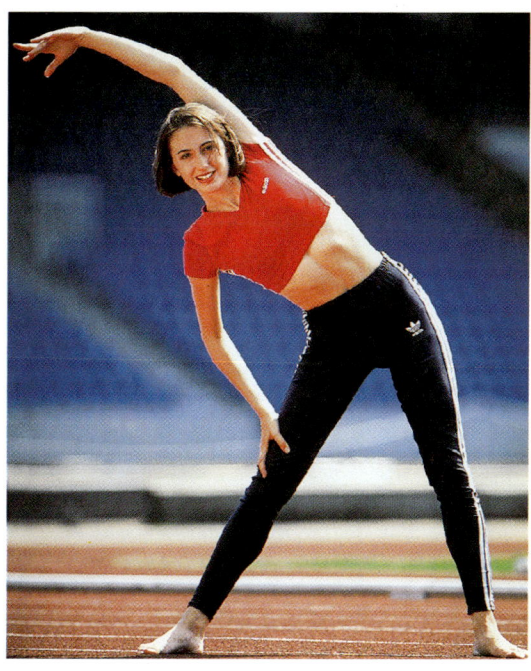

Leichte Gymnastik fördert die Entschlackung des ganzen Körpers.

Empfohlenes Bewegungsprogramm

Das Programm während der Fastenkur besteht aus täglich zweimal 5 bis 10 Minuten Gymnastik und $\frac{1}{2}$ bis 1 Stunde Spazierengehen in flottem Tempo. Wenn Untrainierte dadurch überfordert werden, legt der Therapeut Art und Dauer des Trainings fest.

Nach der Kur empfehlen sich täglich zweimal 10 Minuten Gymnastik, drei- bis viermal wöchentlich mindestens 30 Minuten Ausdauersport, zusätzlich in der Freizeit Spaziergänge und Radtouren. Das trägt mit dazu bei, daß der Kurerfolg noch lange anhält.

Verzicht auf Genußmittel

Während der Fastenkur muß strikt auf Genußmittel verzichtet werden, da sonst keine optimale Wirkung eintritt. Die Genußmittel führen nämlich weitere Schlacken und Giftstoffe zu, was Entgiftung und Entschlackung behindert, und schwächen das Immunsystem.

Relativ harmlose Genußmittel wie Schokolade und andere Süßigkeiten, Gebäck und Kuchen scheiden beim Fasten von vornherein wegen ihres Kaloriengehalts aus. Schwarztee und Kaffee könnten zwar getrunken werden, weil sie keine Kalorien enthalten, dennoch muß darauf verzichtet werden, da sich ihre Wirkungen nicht mit den Zielen des Fastens vereinbaren lassen.

Der Verzicht auf die bisher genannten Genußmittel gelingt während der Fastenkur meist leicht. Ungleich schwerer fällt es, auf das Rauchen zu verzichten, weil dabei oft eine Art Sucht besteht. Sie kann nicht immer aus eigener Kraft überwunden werden, zum Teil benötigen Raucher dabei fachliche Hilfe. Da sich Rauchen und Fasten natürlich nicht vereinbaren lassen, bietet sich die Kur an, radikal darauf zu verzichten. Nach praktischer Erfahrung wirkt diese »drastische« Strategie oft am besten.

Wer sich das nicht zutraut, darf mit der Entwöhnung nicht bis zur Fastenkur warten, sonst raucht er oft während des Fastens weiter. Vielmehr sollte dann schon einige Zeit vor der geplanten Fastenkur das Rauchen allmählich oder plötzlich eingestellt werden. Kommt es zum Rückfall, bleibt immer noch genügend Zeit, um die Entwöhnung erneut zu versuchen, bei Bedarf mit fachlicher Hilfe.

Alkoholika sind während des Fastens ebenfalls nicht erlaubt, denn sie führen reichlich Kalorien zu, und im Körper entstehen zusätzlich Gift- und Schlackenstoffe. Das könnte den Kurerfolg vereiteln. Wer nur mäßig Alkohol trinkt, kann während der Fastenkur meist problemlos darauf verzichten. Schwerer fällt das, wenn gewohn-

> Nutzen Sie die Fastenkur, um mit dem Rauchen aufzuhören oder es zumindest einzuschränken.

> Fasten trägt dazu bei, den Körper bei Alkoholmißbrauch gründlich zu entgiften.

heitsmäßig zu viel Alkohol getrunken wird, dann treten unter Umständen bereits Entzugserscheinungen auf. Am besten schränkt man den Alkoholkonsum schon einige Zeit vor der Fastenkur ein, dann fällt die völlige Abstinenz während des Fastens leichter. Gelingt das nicht, muß der Therapeut zur Entwöhnung zugezogen werden.

Der Verzicht auf Genußmittel während der Kur hilft aber wenig, wenn man danach wieder in die alten Gewohnheiten verfällt. Vielmehr muß das Fasten Anlaß sein, den Umgang mit Genußmitteln grundlegend zu verändern (siehe auch Seite 115ff.).

Entspannung und guter Schlaf

Allein schon die seelisch-geistige Umstimmung während der Fastenkur führt zu mehr Ruhe und Gelassenheit. Zu Beginn der Kur können zwar Schlafstörungen auftreten, aber dagegen hilft Baldrian- oder Hopfentee, bei stärkeren Problemen auch ein pflanzliches Schlafmittel (keine chemischen Psychopharmaka). Außerdem soll mit Entspannungs- oder Meditationstraining begonnen werden, das man nach der Kur ständig beibehält.

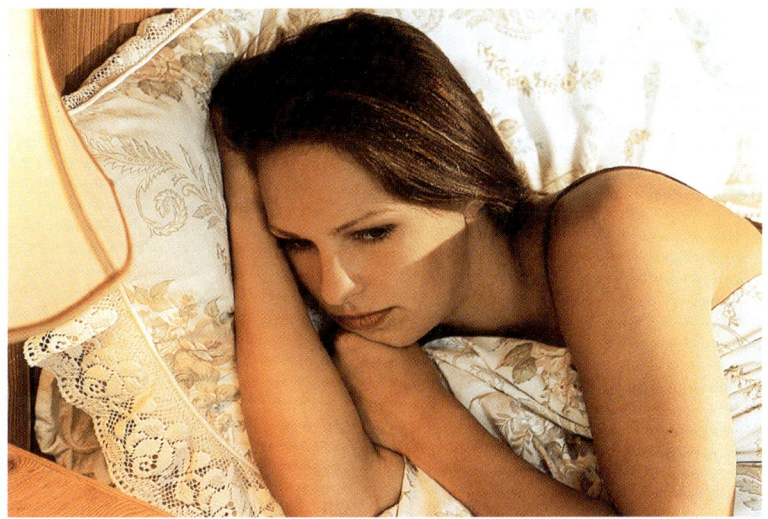

Gegen Schlafstörungen zu Beginn der Fastenkur hilft Baldrian- oder Hopfentee.

Entspannung und Meditation gehören zu den natürlichen Fähigkeiten, über die wir alle verfügen. Vielen Menschen gelingt es heute aber nicht mehr, in tiefe Entspannung zu gelangen, weil sie durch Streß, Hektik und Reizüberflutung des Alltags chronisch überreizt sind. Sie sollten eine Technik zur Entspannung oder Meditation erlernen und ständig trainieren, das trägt viel zur Gesundheitsvorsorge und leichteren Lebensbewältigung bei.

Entspannung mit autogenem Training

Autogenes Training (kurz AT) eignet sich sehr gut zur Selbsthilfe, da der systematische Aufbau das Lernen erleichtert. Grundsätzlich soll die Technik unter fachlicher Anleitung in einem Kurs erlernt werden. Solche Kurse bieten heute praktisch alle Volkshochschulen und manche Krankenkassen an. Nur wenn wirklich keine Möglichkeit besteht, an einem Kurs teilzunehmen, kann AT selbständig nach einem Buch erlernt werden.

Die Methode besteht aus 6 Grundübungen mit Vorstellungen von Schwere und Wärme in verschiedenen Körperregionen. Sie führen indirekt zur Entspannung. Für jede Grundübung benötigt man zwei Wochen, nach 12 Wochen ist die AT-Unterstufe eingeübt. Allerdings erzielt man nach so kurzer Zeit noch keine optimale Tiefentspannung, das setzt konsequentes weiteres Üben – mindestens zweimal täglich – voraus. Wer AT schließlich gut beherrscht, kann sich praktisch überall in Minutenschnelle tief entspannen und regenerieren.

Neben AT, das im deutschen Sprachraum die größte Bedeutung erlangte, gibt es noch einige andere Entspannungstechniken. Zu erwähnen ist vor allem die progressive Muskelrelaxation. Sie unterscheidet sich vom autogenen Training besonders dadurch, daß die Entspannung nicht indirekt durch Vorstellungen herbeigeführt, sondern unmittelbar erlebt wird. Die einzelnen Muskelgruppen werden dabei nämlich bewußt angespannt und wieder gelockert. Insbesondere die Menschen, denen Vorstellungen nicht so gut gelingen, können sich auf diese Weise oft besser entspannen. Auch progressive Relaxation muß unter fachlicher Anleitung erlernt werden.

Auf weitere, weniger gebräuchliche Entspannungstechniken soll hier nicht weiter eingegangen werden. Erfahrungsgemäß kommt es ohnehin weniger auf die Methode an; wichtig ist vor allem, daß Sie ausreichend motiviert und von der Technik überzeugt sind. Dann stellt sich der Erfolg durch konsequentes Training fast immer ein.

Yoga-Übungen – ideal für optimale Entspannung

Die westlichen Entspannungsmethoden sprechen nicht alle Menschen an. Immer mehr bevorzugen zur Entspannung und als Lebenshilfe die Meditation. Zwar beruhen Meditationsübungen auf anderen Grundlagen und Vorstellungen, wirken aber ähnlich wie die Entspannungstechniken. Wer Meditation aus persönlicher Überzeugung vorzieht, erzielt auch damit gute Ergebnisse.

Yoga wird bei uns am häufigsten geübt. Allerdings führt man die altindische Meditationstechnik heute meist nicht mehr in der klassischen Form durch, sondern als West-Yoga, der den Bedürfnissen und Vorstellungen des Europäers eher entspricht. Einige Bedeutung gewann inzwischen auch die transzendentale Meditation, die erst in den 60er Jahren entwickelt wurde. Sie zeichnet sich besonders durch die einfache Technik aus, die das selbständige Training wesentlich erleichtert.

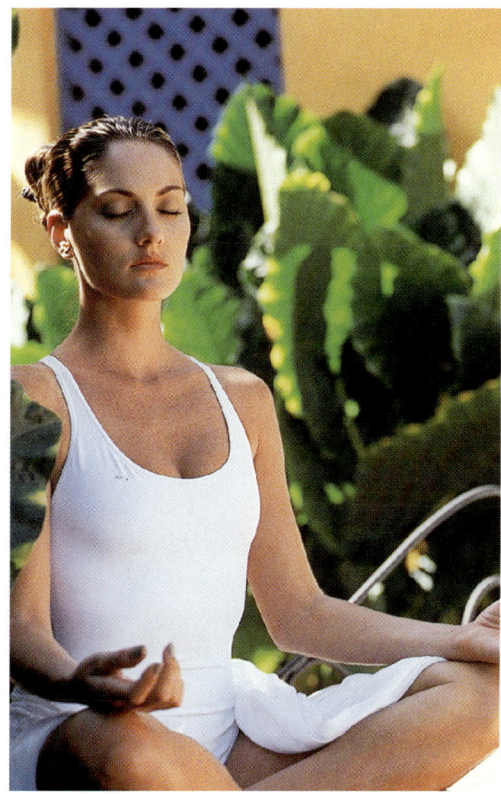

Bei der Meditation ist der Weg – das Streben nach Vollendung – das Ziel.

Auch für die Meditation gilt, daß die Methode gewählt werden soll, die persönlich am besten gefällt und überzeugt. Fachliche Anleitung durch einen seriösen Lehrer ist grundsätzlich notwendig, nur ausnahmsweise darf eine Technik selbständig nach einem Buch erlernt werden. Kurse bieten heute vor allem Volkshochschulen und einige Krankenkassen an.

Nach der Einführung setzt man die Meditationsübungen selbständig regelmäßig fort. Im Lauf der Zeit gelingen sie immer besser, aber zur höchsten Vollendung gelangt man selbst nach jahrzehntelangem Training praktisch nie. Das Streben danach ist bei der Meditation das Ziel.

Stärker als die Entspannungstechniken kann Meditation allmählich zur tiefgreifenden Veränderung der Persönlichkeit führen und das gesamte Leben neu orientieren. Unter Umständen leitet das einen Wandel ein, der in ein erfüllteres, glücklicheres Leben übergeht. Freilich darf man durch Meditation nicht aus der Realität in »künstliche Paradiese« zu fliehen versuchen, das endet meist mit Lebensuntüchtigkeit. Die Meditation soll aber gerade dazu beitragen, das Leben im Hier und Jetzt besser zu bewältigen.

Fasten und Meditation

Im asiatischen Kulturkreis gehören Fasten und Meditation traditionell zusammen. Die seelisch-geistige Umstimmung während der Fastenkur begünstigt die tiefe Versenkung bei den Meditationsübungen. Fasten eignet sich also besonders gut, um Meditation zu erlernen.

Rezeptteil

■ Zum Teefasten verwendet man oft keine Einzeltees, sondern Teemischungen mit verschiedenen Heilkräutern, die sich in ihren Wirkungen ergänzen und verstärken. Auch beim Saftfasten können verschiedene Säfte miteinander vermischt werden, das verbessert den Geschmack und oft auch die Wirkung. Dazu finden Sie auf den nächsten Seiten zahlreiche Rezepte, die sich in der Praxis gut bewährt haben.

Tees

Die Pflanzenmedizin führt heute kein Schattendasein mehr, sondern nimmt wieder einen festen Platz in der Therapie ein. Heilkräuter erhält man in jeder Apotheke und in allen Reformhäusern; hier kann auch das Fachpersonal qualifiziert beraten. Ferner bieten Naturkostläden, spezielle Kräuterfachhandlungen und sogar Supermärkte viele Heiltees an.

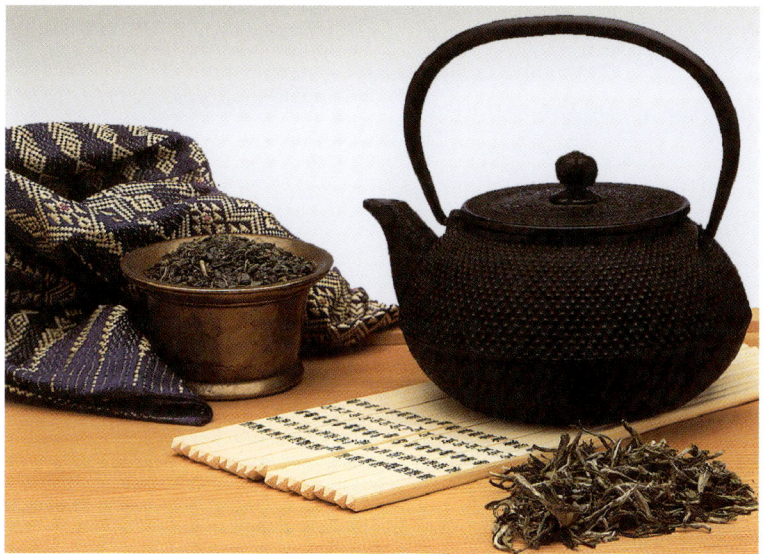

Ob einzelne Kräutertees oder fertige Teemischungen bleibt Ihrer Vorliebe überlassen.

Zum Teefasten können einzelne Kräutertees angezeigt sein, wenn ihre Wirkung ausreicht. Oft empfehlen sich aber fertige Teemischungen aus mehreren Heilpflanzen, die nach Gebrauchsanweisung zubereitet werden.

Wenn Sie es vorziehen, die Teemischung nach Ihren individuellen Bedürfnissen selbst herzustellen, können Sie sich an den folgenden Rezepturen orientieren. Bei Unklarheiten kann der Therapeut eine Teemischung verordnen, aber auch Apotheken stellen spezielle Heiltees individuell her.

Entgiftende und entschlackende Teemischungen

Zur gründlichen Entschlackung und Entgiftung über die Nieren gebraucht man vor allem entwässernde (harntreibende) Heilpflanzen, hauptsächlich Birke, Brennessel, Löwenzahn, Wacholderbeeren und die auch bei uns erhältliche Teufelskralle aus Südwestafrika. Unterstützend können noch weitere harntreibende Kräuter zugefügt werden.

Mischung 1

Sie benötigen
- 3 Teile Brennessel
- 2 Teile Birke
- 2 Teile Löwenzahn
- 1 Teil Stiefmütterchen

So wird's gemacht
1. Übergießen Sie 2 TL der Mischung mit 1 Tasse kochendem Wasser.
2. Lassen Sie das Ganze 10 Minuten ziehen und seihen Sie dann ab.
3. Tagesdosis: 3 bis 4 Tassen.

Mischung 2

Sie benötigen
- Brennessel
- Löwenzahn
- Wacholderbeeren

1. Mischen Sie die Zutaten zu gleichen Teilen.
2. Geben Sie 1 TL der Mischung auf 1 Tasse kaltes Wasser.
3. Lassen Sie das Ganze kurz aufkochen und dann 10 bis 15 Minuten ziehen, anschließend seihen Sie ab.
4. Tagesdosis: 3 Tassen.

So wird's gemacht

Mischung 3

- 3 Teile Brennessel
- 3 Teile Löwenzahn
- 2 Teile Birke
- 2 Teile Bohnenschalen
- 1 Teil Hagebutte
- 1 Teil Veilchen

Sie benötigen

1. Geben Sie 2 TL der Mischung auf 1 Tasse kochendes Wasser.
2. Lassen Sie das Ganze 10 Minuten ziehen und seihen Sie dann ab.
3. Tagesdosis: 3 bis 4 Tassen.

So wird's gemacht

Mischung 4

- 1 TL Teufelskralle
- 2 Teile Birke
- 2 Teile Löwenzahn
- 1 Teil Brennessel
- 1 Teil Goldrute
- 1 Teil Wacholderbeeren

Sie benötigen

1. Zuerst 1 TL Teufelskralle mit $\frac{1}{4}$ l kochendem Wasser aufbrühen und 8 Stunden ziehen lassen.
2. Dann 2 TL der Mischung aus den anderen Kräutern auf $\frac{1}{4}$ l kaltes Wasser geben, kurz aufkochen und etwa 10 Minuten ziehen lassen.
3. Beide Tees abseihen und miteinander vermischen.
4. Tagesdosis: $\frac{1}{2}$ l in 3 Portionen über den Tag verteilt.

So wird's gemacht

Die vier Teemischungen eignen sich auch gut bei rheumatischen Krankheiten und Hautleiden. Entwässernde Tees setzen gute Nierenfunktionen voraus; im Zweifel muß vor Gebrauch der Therapeut befragt werden.

Magen-Darm-Teemischungen

Zum Kurzfasten bei akuten Magen-Darm-Leiden, die mit Übelkeit, Blähungen, Durchfall und Erbrechen einhergehen, eignen sich vorwiegend Kamille und Pfefferminze, ergänzt durch andere Kräuter. Die folgenden Mischungen bewähren sich gut zum ein- bis dreitägigen Teefasten.

Mischung 1

Sie benötigen
- 4 Teile Kamille
- 3 Teile Pfefferminze
- 2 Teile Schafgarbe
- 2 Teile Tausendgüldenkraut

So wird's gemacht
1. Geben Sie 2 TL der Mischung auf 1 Tasse kochendes Wasser.
2. Lassen Sie das Ganze 10 Minuten ziehen, anschließend abseihen.
3. Tagesdosis: 3 bis 4 Tassen.

Mischung 2

Sie benötigen
- 3 Teile Eichenrinde
- 3 Teile Tormentill
- 3 Teile Kamille
- 2 Teile Pfefferminze
- 2 Teile Schafgarbe
- 2 Teile Thymian

So wird's gemacht
1. Eichenrinde und Tormentill mischen, 2 TL davon auf 1 Tasse kaltes Wasser geben, kurz aufkochen, 15 Minuten ziehen lassen und abseihen.

2. Die anderen Kräuter mischen und 2 TL davon auf 1 Tasse kochendes Wasser geben, 10 Minuten ziehen lassen und abseihen.
3. Nun die beiden Tees mischen. Sie eignen sich gut bei Koliken mit Durchfall.
4. Tagesdosis: 3 bis 4 Tassen.

Der Tee eignet sich vor allem bei Brechdurchfall.

Mischung 3
- 4 Teile Pfefferminze
- 3 Teile Kamille
- 3 Teile Melisse
- 3 Teile Tormentill

Sie benötigen

1. Geben Sie 2 TL der Mischung auf 1 Tasse kochendes Wasser.
2. Lassen Sie das Ganze 10 Minuten ziehen, dann seihen Sie ab.
3. Tagesdosis: bis zu 4 Tassen.

So wird's gemacht

Leber-Galle-Teemischungen

Zur Unterstützung der beim Fasten stark beanspruchten Leber-Galle-Funktionen eignen sich hauptsächlich Artischocken und Mariendistel, kombiniert mit anderen Heilpflanzen. Wenn bereits Erkrankungen an Leber oder Galle bestehen, sind die folgenden Teemischungen nur nach fachlicher Zustimmung erlaubt und durch verordnete Arzneimittel zu ergänzen.

Mischung 1
- 4 Teile Artischockenblätter
- 4 Teile Löwenzahn
- 3 Teile Mariendistel
- 3 Teile Pfefferminze
- 2 Teile Erdrauch
- 2 Teile Fenchel
- 2 Teile Kamille
- 2 Teile Rhabarberwurzel

Sie benötigen

So wird's gemacht
1. Nehmen Sie 2 TL der Mischung auf 1 Tasse kochendes Wasser.
2. Lassen Sie den Aufguß 10 Minuten ziehen, dann abseihen.
3. Tagesdosis: 3 Tassen.

Mischung 2

Sie benötigen
- 3 Teile Mariendistel
- 3 Teile Schafgarbe
- 3 Teile Tausendgüldenkraut
- 2 Teile Löwenzahn
- 2 Teile Pfefferminze
- 1 Teil Kamille

So wird's gemacht
1. Geben Sie 1 EL der Mischung auf $\frac{1}{4}$ l kochendes Wasser.
2. Lassen Sie den Tee 15 Minuten ziehen, dann abseihen.
3. Tagesdosis: 3 Tassen.

Mischung 3

Sie benötigen
- 3 Teile Artischockenblätter
- 3 Teile Tausendgüldenkraut
- 2 Teile Kamille
- 2 Teile Löwenzahn
- 2 Teile Mariendistel
- 2 Teile Pfefferminze
- 1 Teil Wacholderbeeren
- 1 Teil Wermut

So wird's gemacht
1. Geben Sie 2 TL der Mischung auf 1 Tasse kochendes Wasser.
2. Lassen Sie den Tee 10 Minuten ziehen, dann abseihen.
3. Tagesdosis: 3 Tassen.

Teemischungen für die Haut

Als Ausscheidungsorgan reagiert die Haut oft deutlich auf die Ansammlung von Schlacken und Giftstoffen im Körper. Zur Einnahme empfehlen sich deshalb Kräutermischungen, die Entschlackung und Entgiftung fördern. Zusätzlich kann die Haut von außen durch Abwaschungen mit Tee behandelt werden.

Zur innerlichen Therapie eignen sich die auf Seite 88 genannten Heiltees zur Entschlackung und Entgiftung gut. Versuchsweise können Sie aber auch eine der folgenden beiden Teemischungen verwenden.

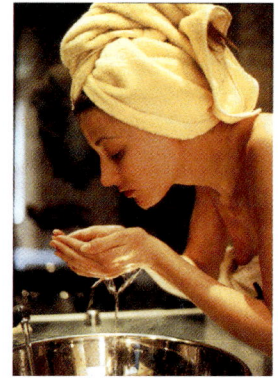

Waschungen mit Tee reinigen und kräftigen die Haut.

Mischung 1

- 3 Teile Stiefmütterchen
- 2 Teile Ackerschachtelhalm
- 2 Teile Löwenzahn
- 1 Teil Bruchkraut
- 1 Teil Hauhechel

Sie benötigen

1. Übergießen Sie 1 EL der Mischung mit 1 Tasse kochendem Wasser.
2. Lassen Sie den Tee 10 Minuten ziehen, danach seihen Sie ab.
3. Tagesdosis: kurmäßig über längere Zeit 2 bis 3 Tassen.

So wird's gemacht

Mischung 2

- 3 Teile Ackerschachtelhalm
- 3 Teile Veilchenwurzel
- 2 Teile Ehrenpreis
- 2 Teile Ringelblume
- 1 Teil Wacholderbeeren

Sie benötigen

1. Geben Sie 1 EL der Mischung auf 1 Tasse kochendes Wasser.
2. Lassen Sie den Tee 10 bis 15 Minuten ziehen, anschließend seihen Sie ab.
3. Tagesdosis: kurmäßig über längere Zeit 3 Tassen.

So wird's gemacht

Äußerlich können Sie Hautleiden durch Abwaschungen mit Kräutertee behandeln, die 4- bis 6mal täglich durchgeführt werden. Den Tee tragen Sie nach gründlicher Reinigung der Haut mit einem Wattebausch auf. Folgende Mischungen kommen dazu in Frage:

Mischung 3

Sie benötigen
- 2 Teile Eichenrinde
- 2 Teile Stiefmütterchen
- 1 Teil Ackerschachtelhalm
- 1 Teil Malve

So wird's gemacht
1. Geben Sie 2 EL der Mischung auf $\frac{1}{4}$ l kochendes Wasser.
2. Lassen Sie den Aufguß 15 Minuten ziehen, dann abseihen.

Mischung 4

Sie benötigen
- 3 Teile Stiefmütterchen
- 2 Teile Kamille
- 2 Teile Tormentill
- 1 Teil Ackerschachtelhalm
- 1 Teil Malve
- 1 Teil Spitzwegerich

So wird's gemacht
1. Geben Sie 2 EL der Mischung auf $\frac{1}{4}$ l kochendes Wasser.
2. Lassen Sie den Aufguß 15 Minuten ziehen, dann abseihen.

Mischung 5

Sie benötigen
- 2 Teile Ehrenpreis
- 2 Teile Ringelblume
- 1 Teil Eisenkraut
- 1 Teil Isländisch Moos
- 1 Teil Königskerze

So wird's gemacht
1. Geben Sie 2 EL der Mischung auf $\frac{1}{4}$ l kochendes Wasser.
2. Lassen Sie den Aufguß 15 Minuten ziehen, dann abseihen.

Mischung 6

- 3 Teile Ehrenpreis
- 3 Teile Stiefmütterchen
- 2 Teile Ackerschachtelhalm
- 2 Teile Königskerze
- 2 Teile Ringelblume
- 1 Teil Malve
- 1 Teil Walnußblätter

Sie benötigen

1. Geben Sie 1 EL der Mischung auf $\frac{1}{4}$ l kochendes Wasser.
2. Lassen Sie den Aufguß 15 Minuten ziehen, dann abseihen.

So wird's gemacht

Mischung 7

- 2 Teile Kamille
- 1 Teil Ackerschachtelhalm
- 1 Teil Thymian

Sie benötigen

1. Geben Sie 2 EL der Mischung auf $\frac{1}{4}$ l kochendes Wasser.
2. Lassen Sie den Aufguß 10 Minuten ziehen, dann abseihen.

So wird's gemacht

Mischung 8

- 2 Teile Kamille
- 2 Teile Kerbel
- 1 Teil Lindenblüten
- 1 Teil Petersilie

Sie benötigen

1. Geben Sie 1 EL der Mischung auf 1 Tasse kalte Vollmilch.
2. Kochen Sie kurz auf, lassen Sie den Aufguß 15 Minuten ziehen und seihen Sie ab.
3. Tragen Sie den Tee zur Hautpflege einmal täglich auf; bei regelmäßiger Anwendung beugt er vorzeitiger Fältchenbildung vor.

So wird's gemacht

Tip: Die Waschung mit diesem Tee eignet sich besonders zur dauerhaften Pflege der Haut.

Gicht- und Rheuma-Teemischungen

Auch bei den Krankheiten des rheumatischen Formenkreises helfen entschlackende und entgiftende Heilkräuter, die durch andere Pflanzen ergänzt werden. Fachlich verordnete Antirheumatika werden dadurch zwar nicht immer überflüssig, können jedoch meist niedriger dosiert werden, so daß sich das Risiko möglicher Nebenwirkungen verringert. Befragen Sie den Therapeuten, ob die Arzneimittel versuchsweise während der Fastenkur abgesetzt werden können.

Gegen Gicht, die zu den rheumatischen Krankheiten und gleichzeitig zu den Stoffwechselstörungen gehört, können die weiter unten genannten Rheumatees verwendet werden (siehe Seite 97f.). Besser helfen zum Teil die folgenden speziellen Teemischungen, die kurmäßig mindestens sechs Wochen lang verabreicht werden müssen.

Mischung 1

Sie benötigen
- 3 Teile Ackerschachtelhalm
- 3 Teile Gichtkraut
- 3 Teile Löwenzahn
- 2 Teile Hagebutte
- 2 Teile Petersilie
- 1 Teil Brennessel

So wird's gemacht
1. Geben Sie 1 TL der Mischung auf 1 Tasse kochendes Wasser.
2. Lassen Sie den Aufguß 10 Minuten ziehen, dann abseihen.
3. Tagesdosis: 3 Tassen.

Mischung 2

Sie benötigen
- 4 Teile Gichtkraut
- 3 Teile Wacholderbeeren
- 2 Teile Hagebutte
- 2 Teile Löwenzahn
- 1 Teil Petersilie

1. Geben Sie 1 TL der Mischung auf 1 Tasse kochendes Wasser.
2. Lassen Sie den Aufguß 10 Minuten ziehen, dann abseihen.
3. Tagesdosis: 3 bis 4 Tassen.

So wird's gemacht

Mischung 3

- 4 Teile Apfelschalen
- 4 Teile Bohnenschalen
- 4 Teile Gichtkraut
- 3 Teile Löwenzahn
- 2 Teile Ackerschachtelhalm
- 2 Teile Brennessel

Sie benötigen

1. Geben Sie 1 TL der Mischung auf 1 Tasse kochendes Wasser.
2. Lassen Sie den Aufguß 10 Minuten ziehen, dann abseihen.
3. Tagesdosis: 3 Tassen.

So wird's gemacht

Bei anderen rheumatischen Krankheiten wird als Hauptmittel oft die Weidenrinde verwendet. Sie ist aber nicht immer gut verträglich (Magenbeschwerden) und muß dann abgesetzt werden. Bei Arthrosen empfehlen sich vor allem Zubereitungen mit Wacholderbeeren, weil sie den Gelenkstoffwechsel wieder verbessern. Auch die afrikanische Teufelskralle gehört zu den Hauptmitteln bei Rheuma.

Mischung 4

- 4 Teile Brennessel
- 4 Teile Löwenzahn
- 4 Teile Weidenrinde
- 3 Teile Birke
- 3 Teile Bohnenschalen
- 3 Teile Hagebutte
- 3 Teile Hauhechel
- 2 Teile Ackerschachtelhalm
- 2 Teile Stiefmütterchen
- 1 Teil Odermennig

Sie benötigen

So wird's gemacht
1. Geben Sie 2 TL der Mischung auf 1 Tasse kochendes Wasser.
2. Lassen Sie den Aufguß 10 Minuten ziehen, dann abseihen.
3. Tagesdosis: 3 bis 4 Tassen.

Mischung 5

Sie benötigen
- 3 Teile Brennessel
- 3 Teile Wacholderbeeren
- 3 Teile Weidenrinde
- 2 Teile Birke
- 2 Teile Löwenzahn
- 2 Teile Stiefmütterchen
- 1 Teil Gichtkraut
- 1 Teil Odermennig

So wird's gemacht
1. Geben Sie 2 TL der Mischung auf 1 Tasse kochendes Wasser.
2. Lassen Sie den Aufguß 15 Minuten ziehen, dann abseihen.
3. Tagesdosis: 3 bis 4 Tassen.

Mischung 6

Sie benötigen
- 1 Teil Brennessel
- 1 Teil Veilchenwurzel
- 1 Teil Wacholderbeeren
- 1 Teil Weidenrinde

So wird's gemacht
1. Geben Sie 1 EL der Mischung auf 1 Tasse kaltes Wasser.
2. Lassen Sie den Aufguß kurz aufkochen und dann 15 Minuten ziehen.
3. Zum Schluß abseihen.
4. Tagesdosis: 3 Tassen.

Mischung 7

Sie benötigen
- 5 Teile Brennessel
- 4 Teile Berberitze
- 4 Teile Birke

- 4 Teile Wacholderbeeren
- 2 Teile Ackerschachtelhalm
- 2 Teile Arnika
- 2 Teile Eberesche
- 2 Teile Raute

1. Geben Sie 1 EL der Mischung auf $\frac{1}{4}$ l kochendes Wasser.
2. Lassen Sie den Aufguß 10 Minuten ziehen, dann abseihen.
3. Tagesdosis: 3 Tassen.

So wird's gemacht

Mischung 8

- 1 Teil Teufelskralle
- 1 Teil Wacholderbeeren
- 1 Teil Weidenrinde

Sie benötigen

1. Brühen Sie 1 TL Teufelskralle mit $\frac{1}{4}$ l kochendem Wasser auf, lassen Sie das Ganze 8 Stunden ziehen, dann abseihen.
2. Anschließend setzen Sie je 1 TL Wacholderbeeren und Weidenrinde mit $\frac{1}{4}$ l kaltem Wasser an, kochen das Ganze etwa 10 Minuten, seihen ab und vermischen den Aufguß heiß mit dem kaltem Teufelskrallentee.
3. Tagesdosis: $\frac{1}{2}$ l Tee in 3 Portionen über den Tag verteilt; eine kurmäßige Einnahme empfiehlt sich vor allem bei Arthrosen.

So wird's gemacht

Teemischungen für Nerven und Entspannung

Die seelisch-geistige Umstimmung während der Fastenkur kann durch Heilpflanzen unterstützt werden. Oft genügt es, abends etwa $\frac{1}{2}$ Stunde vor dem Schlafengehen 1 Tasse Tee einzunehmen, um den Schlaf zu verbessern. Wenn Nervosität, Schlafstörungen und andere seelisch-nervöse Beschwerden länger bestehen, trinkt man den Tee auch am Tag. Die nachstehenden Mischungen eignen sich hervorragend zum Entspannen. Genügt ein Heiltee nicht, können zusätzlich pflanzliche Arzneimittel aus der Apotheke verabreicht werden.

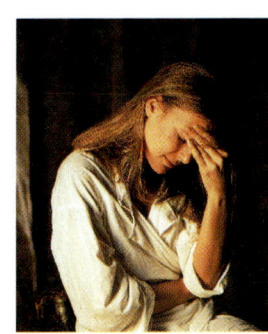

Fasten mit Heiltees bei nervösen Beschwerden ist eine gute Alternative zu chemischen Psychopharmaka.

Wer schon längere Zeit chemische Psychopharmaka einnimmt, sollte die Fastenkur nutzen, um wieder davon loszukommen. Das muß im allgemeinen schrittweise nach fachlicher Anleitung erfolgen, damit keine ernsten psychischen Reaktionen auftreten. Heiltees und pflanzliche Medikamente unterstützen die Entwöhnung.

Mischung 1

Sie benötigen
- 3 Teile Hopfen
- 2 Teile Johanniskraut
- 2 Teile Melisse

So wird's gemacht
1. Geben Sie 1 TL der Mischung auf 1 Tasse kaltes Wasser.
2. Lassen Sie kurz aufkochen, 10 Minuten ziehen, dann abseihen.
3. Tagesdosis: abends 1 bis 2 Tassen, bei Bedarf zusätzlich morgens und mittags je 1 Tasse.

Mischung 2

Sie benötigen
- 2 Teile Baldrian
- 2 Teile Basilikum
- 2 Teile Melisse
- 1 Teil Honigklee
- 1 Teil Johanniskraut

So wird's gemacht
1. Geben Sie 1 TL der Mischung auf 1 Tasse kochendes Wasser.
2. Lassen Sie den Aufguß 10 Minuten ziehen, dann abseihen.
3. Tagesdosis: morgens 1, am Abend 2 Tassen.

Mischung 3

Sie benötigen
- 3 Teile Weißdorn
- 2 Teile Melisse
- 2 Teile Mistel
- 1 Teil Hopfen
- 1 Teil Johanniskraut
- 1 Teil Lavendel

1. Geben Sie 1 TL der Mischung auf 1 Tasse kochendes Wasser.
2. Lassen Sie den Aufguß 10 Minuten ziehen, dann abseihen.
3. Tagesdosis: 3 Tassen.

Dieser Tee eignet sich besonders bei seelisch-nervösen Beschwerden, die mit Herz-Kreislauf-Störungen in Beziehung stehen.

Mischung 4

- 3 Teile Johanniskraut
- 2 Teile Basilikum
- 2 Teile Melisse
- 1 Teil Rosmarin

1. Geben Sie 1 TL der Mischung auf 1 Tasse kochendes Wasser.
2. Lassen Sie den Aufguß 10 Minuten ziehen, dann abseihen.
3. Tagesdosis: 3 Tassen.

Mischung 5

- 3 Teile Baldrian
- 3 Teile Melisse
- 2 Teile Basilikum
- 2 Teile Johanniskraut
- 1 Teil Hopfen

1. Geben Sie 1 TL der Mischung auf 1 Tasse kochendes Wasser.
2. Lassen Sie den Aufguß 10 Minuten ziehen, dann abseihen.
3. Tagesdosis: 3 Tassen.

Mit diesem Tee können Sie vor allem psychische Störungen mit Unruhe, Erregungszuständen und Gereiztheit positiv beeinflussen.

Mischung 6

- 1 Teil Basilikum
- 1 Teil Borretsch
- 1 Teil Johanniskraut
- 1 Teil Melisse

So wird's gemacht
1. Geben Sie 1 TL der Mischung auf 1 Tasse kochendes Wasser.
2. Lassen Sie den Aufguß 10 Minuten ziehen, dann abseihen.
3. Tagesdosis: 3 bis 4 Tassen.

Der Tee wird vor allem bei Angstzuständen und Depressionen in den Wechseljahren empfohlen.

Mischung 7

Sie benötigen
- 2 Teile Melisse
- 2 Teile Rosmarin
- 1 Teil Eisenkraut
- 1 Teil Pfefferminze
- 1 Teil Raute

So wird's gemacht
1. Geben Sie 1 TL der Mischung auf 1 Tasse kochendes Wasser.
2. Lassen Sie den Aufguß 10 Minuten ziehen, dann abseihen.
3. Tagesdosis: 3 Tassen.

Der Tee hilft besonders gut bei Kopfschmerzen aus seelisch-nervöser Ursache.

Mischung 8

Sie benötigen
- 1 Teil Eisenkraut
- 1 Teil Melisse
- 1 Teil Pfefferminze
- 1 Teil Rosmarin

So wird's gemacht
1. Geben Sie 1 TL der Mischung auf 1 Tasse kochendes Wasser.
2. Lassen Sie den Aufguß 10 Minuten ziehen, dann abseihen.
3. Tagesdosis: 3 Tassen.

Mischung 9

Sie benötigen
- 4 Teile Frauenmantel
- 3 Teile Melisse
- 3 Teile Rosmarin
- 2 Teile Kamille

- 2 Teile Pfefferminze
- 1 Teil Eisenkraut
- 1 Teil Raute.

1. Geben Sie 1 TL der Mischung auf 1 Tasse kochendes Wasser.
2. Lassen Sie den Aufguß 10 Minuten ziehen, dann abseihen.
3. Tagesdosis: 3 Tassen, bei Bedarf auch mehr.

So wird's gemacht

Der Tee empfiehlt sich vorwiegend bei Kopfschmerzen oder Migräneanfällen in den Wechseljahren.

Teemischungen bei Infektionskrankheiten

Zur Selbsthilfe bei leichteren fieberhaften Infektionen (vor allem Erkältung) wird die kurze Fastenkur durch mild fiebersenkende und abwehrsteigernde Heilpflanzen unterstützt. An 1. Stelle stehen Holunder und Lindenblüten, ergänzt durch Sonnenhut (Echinacea), Weidenrinde und andere Heilkräuter.

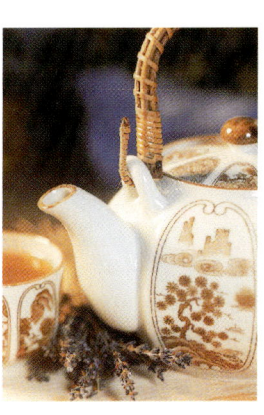

Mischung 1

- 2 Teile Holunderblüten
- 2 Teile Lindenblüten
- 1 Teil Bibernelle
- 1 Teil Kamille

Sie benötigen

1. Geben Sie 2 TL der Mischung auf 1 Tasse kochendes Wasser.
2. Lassen Sie den Aufguß 10 Minuten ziehen, dann abseihen.
3. Tagesdosis: 3 bis 5 Tassen.

So wird's gemacht

Mischung 2

- 4 Teile Echinacea
- 3 Teile Holunderblüten
- 3 Teile Lindenblüten
- 2 Teile Fieber-(Bitter-)klee
- 1 Teil Hagebutte
- 1 Teil Kamille.

Sie benötigen

So wird's gemacht
1. Geben Sie 1 EL der Mischung auf 1 Tasse kochendes Wasser.
2. Lassen Sie den Aufguß 10 Minuten ziehen, dann abseihen.
3. Tagesdosis: 3 bis 4 Tassen.

Mischung 3

Sie benötigen
- ■ 2 Teile Hagebutte
- ■ 2 Teile Holunderblüten
- ■ 2 Teile Lindenblüten
- ■ 1 Teil Heidelbeeren
- ■ 1 Teil Huflattich
- ■ 1 Teil Kamille

So wird's gemacht
1. Geben Sie 2 TL der Mischung auf 1 Tasse kochendes Wasser.
2. Lassen Sie den Aufguß 10 Minuten ziehen, dann abseihen.
3. Tagesdosis: 3 bis 4 Tassen.

Mischung 4

Sie benötigen
- ■ 2 Teile Holunderblüten
- ■ 2 Teile Lindenblüten
- ■ 1 Teil Echinacea
- ■ 1 Teil Hagebutte
- ■ 1 Teil Heidelbeere
- ■ 1 Teil Kamille

So wird's gemacht
1. Geben Sie 2 TL der Mischung auf 1 Tasse kochendes Wasser.
2. Lassen Sie den Aufguß 10 Minuten ziehen, dann abseihen.
3. Tagesdosis: 3 bis 4 Tassen.

Mischung 5

- ■ 3 Teile Echinacea
- ■ 3 Teile Weidenrinde
- ■ 2 Teile Holunderblüten
- ■ 2 Teile Lindenblüten
- ■ 2 Teile Kamille

- 1 Teil Fieber-(Bitter-)klee
- 1 Teil Hagebutte

1. Geben Sie 2 TL der Mischung auf 1 Tasse kochendes Wasser.
2. Lassen Sie den Aufguß 15 Minuten ziehen, dann abseihen.
3. Tagesdosis: 3 bis 4 Tassen.

So wird's gemacht

Ferner können die bei Infektionen des Magen-Darm-Trakts (siehe Seite 90f.) genannten Teemischungen verabreicht werden.

Diese Rezepturen mögen genügen, um die vielfältigen Anwendungsmöglichkeiten der Pflanzenheilkunde zu veranschaulichen. Bei Bedarf fragen Sie den Therapeuten oder das Fachpersonal in der Apotheke nach den individuell am besten geeigneten Heilpflanzen und Teemischungen.

Obst- und Gemüsedrinks

Die zum Saftfasten verwendeten Obst- und Gemüsesäfte können einzeln eingenommen werden. Manche Therapeuten gehen davon aus, daß nur dann die optimale Wirkung eintritt, aber das läßt sich nicht zuverlässig nachweisen. Nach praktischer Erfahrung wirken

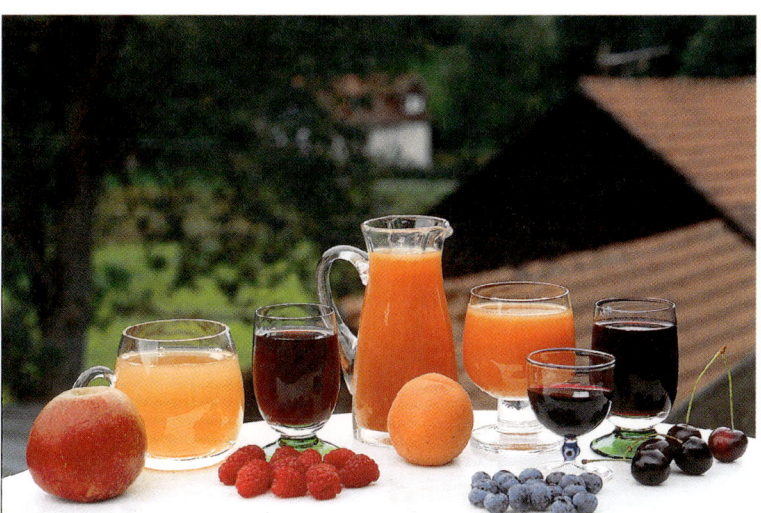

Säfte können einzeln oder auch als Mix getrunken werden.

auch Saftdrinks, die aus mehreren Säften zusammengestellt sind, ähnlich gut wie die einzelnen Säfte. Die Mischungen können sogar von Vorteil sein, weil man durch die Kombination mehr Wirkstoffe als mit den einzelnen Säften zuführt. Nicht zuletzt verbessert die Mischung oft den Geschmack, insbesondere bei Kräutersäften.

Die Entscheidung, ob Sie die Säfte einzeln oder miteinander gemischt einnehmen wollen, bleibt Ihnen überlassen. Folgen Sie dabei Ihrem persönlichen Geschmack. Der Kreativität beim Mischen der Säfte sind keine Grenzen gesetzt, wenn gewährleistet ist, daß täglich je 300 ml Obst- und Gemüsesäfte sowie 150 ml Kräutersäfte eingenommen werden.

Rezepte im eigentlichen Sinn gibt es für diese Kombinationen nicht. Die Säfte werden einfach im Glas vermischt und dann in kleinen Schlucken getrunken. Zusätze sind nicht erlaubt, die Säfte müssen naturbelassen bleiben.

Deshalb folgt hier anstelle von Rezepten ein Kurplan für 10 Tage, der veranschaulicht, welche Säfte gut miteinander kombiniert werden können. Sie müssen sich nicht strikt danach richten, sondern können die Zusammensetzung nach persönlichem Geschmack variieren. Sinngemäß sollten Sie sich aber an den folgenden Angaben orientieren, denn sie beruhen auf guter praktischer Erfahrung.

Bei diesem Kurplan sind Kräutertees und Mineralwasser nicht mehr angegeben. Ihre Zufuhr entspricht dem bereits vorgestellten Kurschema (siehe Seite 76f.).

1. Saftfastentag

morgens	je 60 ml Orangen- und Selleriesaft gemischt; einzeln 30 ml Löwenzahnsaft.
vormittags	je 60 ml Melonen- und Möhrensaft gemischt, 20 ml Birken- und 10 ml Wacholdersaft zufügen.
mittags	100 ml Birnensaft mit 50 ml Rhabarbersaft gemischt.

> Pro Tag sollten Sie insgesamt 750 ml Obst-, Gemüse- und Kräutersäfte trinken.

nachmittags	100 ml Gurkensaft, gemischt mit 30 ml Dill- und 20 ml Radieschensaft.
abends	30 ml Heidelbeersaft mit 60 ml Rote-Bete-Saft und 30 ml Melissensaft gemischt; einzeln 30 ml Weißdornsaft.

2. Saftfastentag

morgens	je 60 ml Ananas- und Pfirsichsaft mit 30 ml Stachelbeersaft gemischt.
vormittags	100 ml Blumenkohlsaft mit 40 ml Petersilien- und 10 ml Salbeisaft gemischt.
mittags	je 50 ml Grapefruit-, Maracuja- und Orangensaft gemischt.
nachmittags	je 50 ml Spargel- und Tomatensaft mit je 25 ml Kerbel- und Zwiebelsaft gemischt.
abends	je 50 ml Rote-Bete- und Spinatsaft mit je 10 ml Basilikum-, Majoran-, Petersilie- und Weißdornsaft gemischt; einzeln 10 ml Baldriansaft.

3. Saftfastentag

morgens	90 ml Rote-Bete-Saft mit je 20 ml Bärlauch-, Brunnenkresse- und Löwenzahnsaft gemischt.
vormittags	je 50 ml Rettich- und Zucchinisaft gemischt, 30 ml Birnen- und 20 ml Quittensaft zufügen.
mittags	je 40 ml Brombeer-, Erdbeer- und Himbeersaft gemischt; getrennt davon je 10 ml Dill-, Majoran- und Wermutsaft vermischt einnehmen.
nachmittags	je 30 ml Aprikosen- und Pfirsichsaft mit 60 ml Möhrensaft und 30 ml Brunnenkressesaft gemischt.
abends	je 40 ml Mango- und Tomatensaft mit 30 ml Guavensaft gemischt; getrennt davon 30 ml Schlehdornsaft mit 10 ml Spitzwegerichsaft vermischt einnehmen.

4. Saftfastentag

morgens	50 ml roter und 75 ml schwarzer Johannisbeersaft mit 25 ml Aprikosensaft gemischt.
vormittags	je 50 ml Orangen-, Rote-Bete- und Kerbelsaft gemischt.
mittags	100 ml Lauchsaft mit 50 ml Zwiebelsaft gemischt.
nachmittags	je 50 ml Birnen- und Quittensaft, gemischt mit je 20 ml Ebereschen- und Holundersaft und 10 ml Huflattichsaft.
abends	je 50 ml Blumenkohl- und Rosenkohlsaft mit je 20 ml Spitzwegerich- und Thymiansaft gemischt; einzeln 10 ml Baldriansaft.

5. Saftfastentag

morgens	100 ml Apfelsaft mit 50 ml Orangensaft gemischt.
vormittags	je 50 ml Brunnenkresse-, Möhren- und Selleriesaft gemischt.
mittags	75 ml Tomatensaft mit 25 ml Spinatsaft, je 20 ml Kerbel- und Petersiliensaft und 10 ml Basilikumsaft gemischt.
nachmittags	100 ml Birnensaft, gemischt mit je 25 ml Gurken- und Rettichsaft.
abends	je 50 ml schwarzer Johannisbeersaft und Rote-Bete-Saft gemischt; getrennt davon 50 ml Löwenzahnsaft.

6. Saftfastentag

morgens	100 ml Spargelsaft mit 50 ml Lauchsaft gemischt.
vormittags	je 50 ml Orangen- und Pfirsichsaft mit 30 ml Birkensaft und 20 ml Petersiliensaft gemischt.
mittags	je 50 ml Grapefruit- und Gurkensaft mit je 25 ml Bohnen- und Dillsaft gemischt.
nachmittags	je 50 ml Melonen- und Sauerkirschsaft gemischt; einzeln 50 ml Schnittlauchsaft.

abends   50 ml Apfelsaft mit 75 ml Möhrensaft und 25 ml Borretschsaft gemischt.

7. Saftfastentag

morgens   50 ml Brennesselsaft mit 100 ml Spinatsaft gemischt.

vormittags   80 ml Pflaumensaft, gemischt mit 50 ml Johannisbeersaft und 20 ml Sauerkirschsaft.

mittags   je 50 ml Rote-Bete- und Selleriesaft mit 30 ml Petersiliensaft und 20 ml Thymiansaft gemischt.

nachmittags   je 70 ml Kirsch- und Erdbeersaft gemischt mit 10 ml Zitronensaft.

abends   je 50 ml Möhren- und Tomatensaft mit 30 ml Zwiebelsaft und je 10 ml Ackerschachtelhalm- und Knoblauchsaft gemischt.

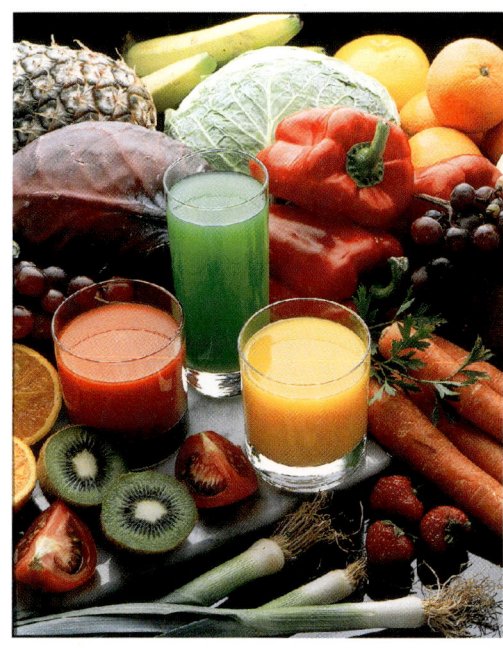

Verwenden Sie keine Zusätze, sondern trinken Sie die Säfte naturbelassen.

8. Saftfastentag

morgens   100 ml Sauerkrautsaft mit je 20 ml Ackerschachtelhalm- und Knoblauchsaft und 10 ml Spitzwegerichsaft gemischt.

vormittags   je 50 ml Mandarinen- und Orangensaft gemischt; getrennt davon 50 ml Brennesselsaft.

mittags   je 50 ml Birnen- und Gurkensaft mit 30 ml Birkensaft und 20 ml Schnittlauchsaft gemischt.

nachmittags   70 ml Apfelsaft mit 50 ml Grapefruitsaft und 30 ml Maracujasaft gemischt.

abends   100 ml Möhrensaft mit 50 ml Endiviensaft gemischt.

9. Saftfastentag

morgens   100 ml Spargelsaft mit 30 ml Brennesselsaft und 20 ml Löwenzahnsaft gemischt.

vormittags   je 60 ml Kirsch- und Pflaumensaft mit 30 ml Heidelbeersaft gemischt.

mittags   80 ml Rhabarbersaft mit 50 ml Apfelsaft und 20 ml Kerbelsaft gemischt.

nachmittags   je 50 ml Ananas- und Aprikosensaft gemischt; getrennt davon 30 ml Kressesaft mit 20 ml Knoblauchsaft vermischt.

abends   je 60 ml Blumenkohl- und Weißkohlsaft mit 20 ml Zwiebelsaft und 10 ml Ackerschachtelhalmsaft gemischt.

10. Saftfastentag

morgens   je 40 ml Sauerkraut-, Spinat- und Tomatensaft mit 30 ml Birnensaft gemischt.

vormittags   je 50 ml Sauerkirsch- und Traubensaft, vermischt mit je 20 ml Thymian- und Weißdornsaft und 10 ml Spitzwegerichsaft.

mittags   je 70 ml Apfel- und Möhrensaft mit 10 ml Brunnenkressesaft gemischt.

nachmittags   60 ml Gurkensaft mit 50 ml Schlehdornsaft, 30 ml Artischockensaft und 10 ml Wermutsaft gemischt.

abends   je 25 ml Brombeer- und Himbeersaft mit 30 ml Hagebuttensaft gemischt; getrennt davon 50 ml Rettichsaft vermischt mit 20 ml Kerbelsaft.

Diese Beispiele mögen genügen, um zu veranschaulichen, wie Säfte miteinander zu wohlschmeckenden Drinks kombiniert werden können. Experimentieren Sie nach Geschmack auch mit anderen Mischungen, aber halten Sie dabei unbedingt die empfohlenen Tagesmengen der einzelnen Saftarten ein.

Gesünder leben nach der Kur

■ Die guten Wirkungen einer Fastenkur verleiten nicht wenige Menschen dazu, anschließend bald wieder die ungesunden Gewohnheiten aufzunehmen. Wozu sollte man sich auch der Mühe unterziehen, die falsche Lebens- und Ernährungsweise konsequent zu ändern, wenn man sich nach der Kur wieder gesund und fit fühlt?

Aber das erweist sich auf längere Sicht als Trugschluß. Heilfasten kann die Folgen des falschen Verhaltens natürlich einige Zeit ausgleichen, wenn die Kur immer wieder durchgeführt wird. Irgendwann hilft aber auch das Fasten nicht mehr, weil die Widerstands- und Selbstheilungsregulationen des Körpers überfordert werden. Dann kann die Fastenkur vielleicht noch lindern, aber nicht mehr heilen.

So weit dürfen Sie es nie kommen lassen. Wenn Sie eine Fastenkur durchführen, dann meist als Reaktion auf Gesundheitsstörungen, die infolge falscher Gewohnheiten auftraten. Verstehen Sie das als Warnzeichen des Körpers und nutzen Sie die Ausnahmesituation des Fastens, um nicht allein die akuten Beschwerden zu beseitigen, sondern Ihre gesamte Lebensführung und Ernährung selbstkritisch zu überdenken.

Unter dieser Voraussetzung wird die Fastenkur zur Wende hin zu einem gesundheitsbewußteren Leben. Nehmen Sie diese Gelegenheit nicht wahr, hilft über kurz oder lang auch das Fasten nicht mehr ausreichend.

Mit der richtig verstandenen Fastenkur gelangen Sie an einen Meilenstein im Leben. Jetzt entscheidet sich, ob Sie künftig gesünder und fit bleiben oder schon bald erneut an Beschwerden leiden. Deshalb sollten Sie die während der Fastenkur erlernten guten Gewohnheiten zum Teil beibehalten und die Ernährung auf Vollwertkost umstellen.

Nutzen Sie die Fastenkur, um Ihre Lebensgewohnheiten zu überdenken.

Stellen Sie Ihre Ernährung nach dem Fasten auf Vollwertkost um.

Ihre persönliche »Gesundheitsreform«

- Reform der üblichen falschen Ernährungsgewohnheiten, die nach den Regeln der beiden großen Ernährungsreformer Dr. Bircher-Benner und Prof. Werner Kollath auf Vollwertkost umgestellt werden sollten.
- Regelmäßiges Bewegungsprogramm entsprechend der persönlichen Leistungsfähigkeit, wobei es nicht auf Höchstleistungen ankommt, sondern die körperliche Ausdauer trainiert werden soll.
- Tägliche Entspannungs- oder Meditationsübungen, die auch zum richtigen Streßmanagement im Alltag nützlich sind.

Unsere normale Zivilisationskost enthält zuviel Fett und denaturierte Kohlenhydrate.

Wenn diese Maßnahmen konsequent beibehalten werden, erarbeiten Sie sich allmählich die Grundvoraussetzungen für gute Gesundheit, erhöhte Leistungsfähigkeit und mehr Lebensqualität. Regelmäßige Fastenkuren zum Beispiel im Frühjahr und Herbst (siehe Seite 39ff.) unterstützen die Wirkung der obigen Maßnahmen.

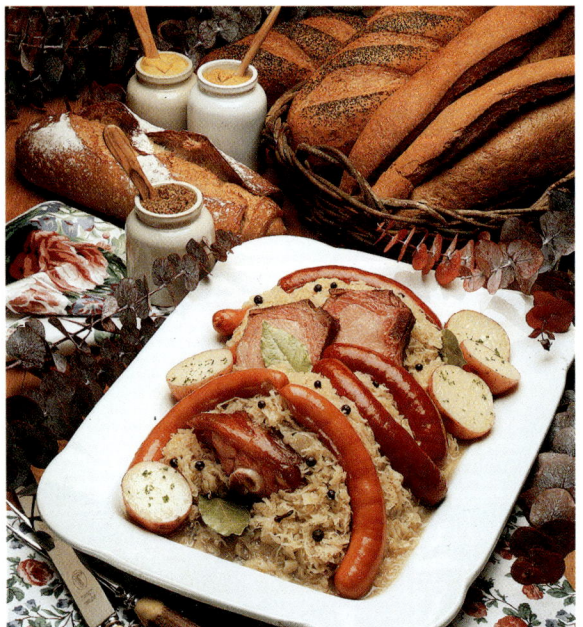

Reform falscher Ernährungsgewohnheiten

Um Ihre Gesundheit zu erhalten und zu verbessern, ist eine Umstellung falscher Ernährungsgewohnheiten immer erforderlich. Die übliche Zivilisationskost gilt nämlich als Grundursache vieler Krankheiten, insbesondere für Arteriosklerose, Herzinfarkt,

Zuckerkrankheit und verschiedene Krebsformen. Diese Folgen erklären sich aus den zwei Hauptfehlern der üblichen Ernährung:

1. Sie enthält übermäßig Fett, Fleischprodukte und denaturierte Kohlenhydrate als »leere« Kalorien.
2. Es mangelt ihr an Vitaminen, Mineralstoffen, Spurenelementen und Ballaststoffen; trotz der reichlichen Nahrungszufuhr kann es daher zu Mangelzuständen kommen.

Hauptfehler der üblichen Zivilisationskost

Die Vollwertkost hingegen sorgt dafür, daß der Körper alle Nähr- und Vitalstoffe erhält, die er für seine Funktionen benötigt, aber nicht mehr Kalorien, als tatsächlich verbraucht werden. Nur unter dieser Voraussetzung bleiben Gesundheit, Leistungsvermögen und seelisch-geistiges Wohlbefinden erhalten oder werden wieder verbessert. Völligen Schutz vor Krankheiten kann das zwar auch nicht versprechen, aber die körpereigenen Widerstandskräfte bleiben stark genug, um viele Risikofaktoren und Krankheiten zu vermeiden. Wenn es dennoch einmal zur Erkrankung kommt, tragen die guten Selbstheilungskräfte des gesund ernährten Organismus entscheidend zur baldigen Heilung bei.

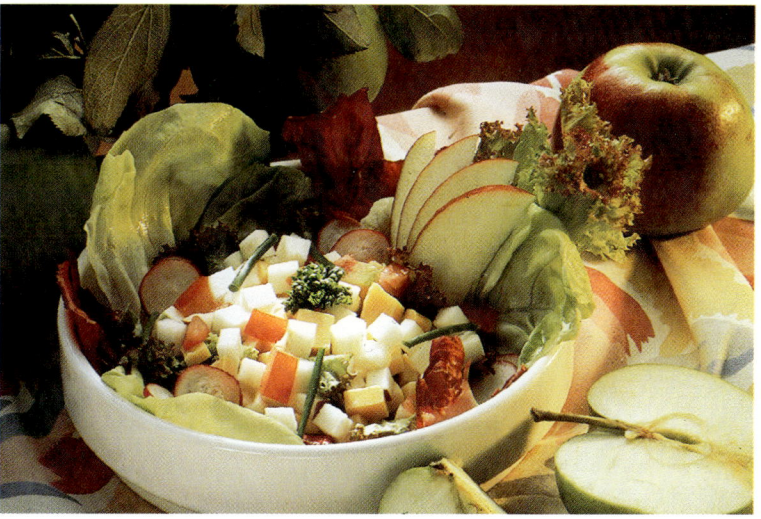

Vollwertkost liefert dem Körper alle Vitalstoffe, die er braucht.

Es führte zu weit, im Rahmen dieses Buchs die gesunde Vollwertkost ausführlich vorzustellen. Dazu gibt es genügend einschlägige Literatur mit Rezepten und Speiseplänen, die Sie zur Umstellung der Ernährung benötigen. Im folgenden werden die Grundsätze erklärt und einige Beispiele für vollwertige Speisepläne vorgestellt.

Grundsätze der Vollwertkost

1. Im Mittelpunkt vollwertiger Ernährung stehen naturbelassene pflanzliche Kohlenhydrate, also Salate, Obst, Gemüse, Kartoffeln und Vollkornprodukte. Sie sollen möglichst aus kontrolliertem biologischem Anbau stammen. Mindestens 30 %, besser bis zu 50 % davon verzehrt man jeden Tag als Rohkost, die als »lebendige« Nahrung den Vitalstoffbedarf überwiegend deckt.

2. Zur Eiweißversorgung verwendet man bevorzugt fettarme Milchprodukte, insbesondere gesäuerte (wie Joghurt), deren Milchsäuregehalt ebenfalls der Gesundheit dient. Ferner sind mäßig fett- und salzarme Käsesorten und etwa 3 Eier pro Woche erlaubt. Dadurch wird der Eiweißbedarf im allgemeinen gedeckt, Fleischwaren sind dazu nicht unbedingt notwendig.

3. Wenn auf Fleischprodukte nicht ganz verzichtet werden soll, beschränkt man den Verzehr auf dreimal wöchentlich. Dabei sollen die Fleischwaren nicht als Hauptgerichte, sondern lediglich mäßig als Beilagen zur pflanzlichen Kost verwendet werden.

4. Der übliche hohe Fettkonsum wird auf 50 bis 60 g pro Tag begrenzt; davon sind 25 bis 30 % als in den Nahrungsmitteln »versteckte« Fette abzuziehen, so daß als Koch- und Streichfette nur etwa 40 bis 45 g täglich verbleiben. Tierische Fette sind zu meiden, hauptsächlich verwendet man kaltgepreßte pflanzliche Öle (vor allem Keimöle) und hoch-

Reduzieren Sie Ihren Fleisch- und Fettkonsum.

wertige ungehärtete Diätmargarinen. Damit wird auch der Bedarf an lebenswichtigen hochungesättigten Fettsäuren gedeckt. Eine fast fettfreie Kost ist auf Dauer ungesund, denn Fette erfüllen lebenswichtige Aufgaben.

5. Denaturierte Nahrungsmittel, die nach industrieller Bearbeitung fast nur noch »leere« Kalorien, aber kaum mehr Vitalstoffe enthalten, schließt man grundsätzlich aus der gesunden Kost aus. Dazu gehören zum Beispiel Weißmehlprodukte, polierter Reis, Zucker, Schokolade und andere Süßigkeiten. Nur ausnahmsweise aus besonderem Anlaß dürfen solche Produkte einmal mäßig verwendet werden.

6. Genußmittel wie Kaffee, Schwarztee und Alkohol müssen zwar nicht völlig gemieden werden, aber den oft üblichen hohen Konsum soll man deutlich einschränken. Mehr als 1 bis 2 Tassen Kaffee oder Schwarztee und $\frac{1}{2}$ l Bier oder $\frac{1}{4}$ l Wein sollten nicht getrunken werden – und auch das möglichst nicht jeden Tag. Keine Toleranzgrenze gibt es für Nikotin, darauf verzichtet man in der gesunden Lebensführung völlig.

Schränken Sie Genußmittel wie Alkohol, Kaffee und Schwarztee weitgehend ein.

Diese einfachen Grundsätze der Vollwertkost genügen bereits zur gesunden Ernährung. Wenigstens die gröberen Fehler der üblichen Zivilisationskost schaltet man dadurch aus. Die Umstellung von der gewohnten Ernährungsweise mag zunächst schwerfallen, aber wenn die neuen Ernährungsregeln konsequent befolgt werden, gehen sie bald in Fleisch und Blut über; die vorherige Kost werden Sie dann nicht mehr vermissen.

Ein verbreitetes Vorurteil behauptet, gesunde Ernährung sei fad und langweilig. Das trifft keineswegs zu, sie kann ebenso wohlschmeckend und abwechslungsreich wie die übliche Kost zusammengestellt werden. Das soll zum Abschluß noch an drei Speisezetteln veranschaulicht werden.

Speisepläne für 3 Tage
(jeweils etwa 2300 Kalorien)

1. Tag

Frühstück	2 Glas Mineralwasser, 150 ml Orangensaft oder Birnensaft; Kräuter-, Schwarztee oder röststoff- und koffeinarmer Kaffee; Kollath-Frischkornbrei mit Obst, 1 Scheibe Knäckebrot mit 5 g Butter oder Diätmargarine und Kräuterquark.
2. Frühstück	Apfelmüsli; 1 Glas Mineralwasser.
Mittagessen	griechischer Salat, Frühlingskräutersuppe; Spargelreis; 1 bis 2 Glas Mineralwasser.
Zwischenmahlzeit	Melonensalat.
Abendessen	Champignonsalat; Bouillonkartoffel mit Möhren-Tomaten-Gemüse; 1 bis 2 Glas Mineralwasser.

2. Tag

Frühstück	2 Glas Mineralwasser, 150 ml Traubensaft; Kräuter-, Schwarztee oder röststoff- und koffeinarmer Kaffee; Porridge mit Johannisbeersaft, 1 Scheibe Vollkornbrot mit 5 g Butter oder Diätmargarine, bestreut mit frisch gehackten Kräutern, 1 Tomate.
2. Frühstück	100 ml Grapefruitsaft, 1 Pfirsich; 1 Glas Mineralwasser.
Mittagessen	Rohkostplatte, Gemüsesuppe; Kräuterfisch aus der Folie mit Petersilienkartoffeln; 1 bis 2 Glas Mineralwasser.
Zwischenmahlzeit	Apfelschnee.
Abendessen	Endivien-Tomaten-Salat; Blumenkohl (gedünstet) mit Salzkartoffeln; 1 bis 2 Glas Mineralwasser.

3. Tag

Frühstück	2 Glas Mineralwasser, 150 ml Apfelsaft; Kräuter-, Schwarztee oder röststoff- und koffeinarmer Kaffee; Bircher-Müsli mit Obst, 1 Scheibe Knäckebrot mit Tomatenjoghurt.
2. Frühstück	Aprikosencreme; 1 Glas Mineralwasser.
Mittagessen	Eissalat mit Joghurt-Kräuter-Soße; Spinatreis; 1 bis 2 Glas Mineralwasser.
Zwischenmahlzeit	Rhabarberkompott.
Abendessen	Rote-Bete-Reis-Salat; 1 bis 2 Glas Mineralwasser.

Sinngemäß können Sie nach diesen Beispielen auch andere Speisepläne zusammenstellen. Die Aufteilung der täglichen Nahrungsmenge auf drei größere und zwei kleinere Mahlzeiten hat sich nach praktischer Erfahrung besser als die üblichen drei Hauptmahlzeiten bewährt. Insbesondere wird die Nahrung bei Verteilung auf fünf Portionen besser vertragen und verwertet, Übergewicht kommt seltener vor.

Die Zubereitung der Mahlzeiten soll stets frisch, fettarm und schonend erfolgen. Hauptsächlich gart man die Speisen in der Vollwertküche durch Kochen und Dünsten im Dampfkochtopf, auf Braten und Fritieren soll grundsätzlich verzichtet werden. Konserven und tiefgekühlte Fertiggerichte gebraucht man zur vollwertigen Ernährung nicht. Einzelne tiefgekühlte Lebensmittel sind aber erlaubt, zum Teil sogar den frisch gekauften Obst- und Gemüsesorten überlegen. Diese haben nämlich meist längere Transport- und Lagerzeiten hinter sich, wobei sie entwertet werden, während Tiefkühlware in der Regel innerhalb weniger Stunden nach der Ernte tiefgefroren wird. Nur bei den im eigenen Garten frisch geernteten und sofort verarbeiteten Lebensmitteln kann man davon ausgehen, daß sie nicht durch Lagerung und Transport an Wert einbüßten.

Bereiten Sie Ihre Mahlzeiten stets frisch, fettarm und schonend zu.

Auf das richtige Würzen kommt es an

Das richtige Würzen spielt eine große Rolle bei der Vollwertkost. Dadurch unterstreicht und verbessert man den Eigengeschmack der Lebensmittel, gleichzeitig werden der Appetit und die Absonderung von Verdauungssäften angeregt. Bevorzugt gebraucht man frische und getrocknete einheimische Gewürzkräuter. Vorsicht ist geboten mit exotischen Gewürzen und Würzsoßen, die zum Teil schlechter vertragen werden. Kochsalz wird nur mäßig zum Würzen verwendet, mehr als 5 bis 6 g täglich gelten als schädlich. Der lebensnotwendige Salzbedarf von 1 bis 3 g am Tag wird allein schon durch den natürlichen Salzgehalt der Lebensmittel gedeckt – Würzen mit Salz ist also grundsätzlich überflüssig. Vor allem Menschen mit Herzleiden und Bluthochdruck müssen sehr sparsam mit Kochsalz umgehen.

Frische und getrocknete Gewürzkräuter sind eine gesunde Alternative zum Kochsalz.

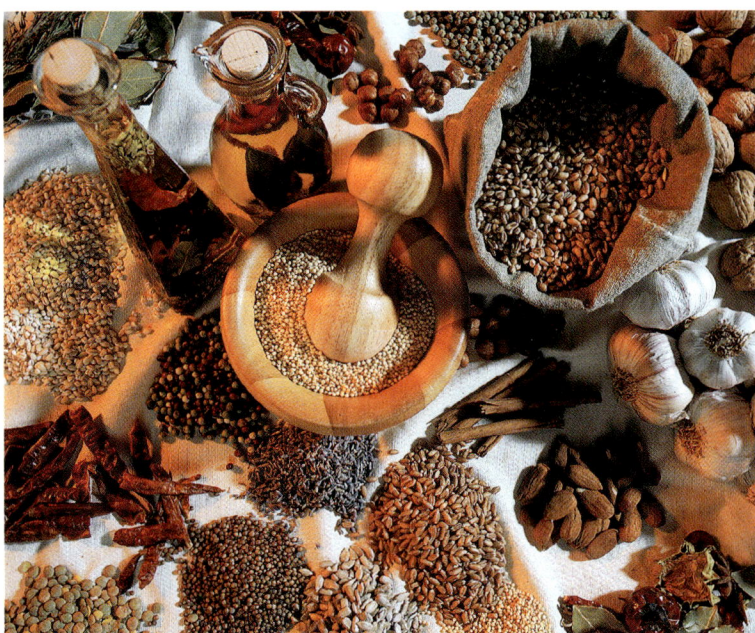

Regelmäßiges Bewegungsprogramm

Bewegung gehört in jedem Alter unbedingt zur täglichen Gesundheitspflege. Da wir heute im Beruf kaum noch stärker körperlich beansprucht werden, muß das regelmäßige Bewegungsprogramm für einen Ausgleich sorgen. Das Training verbessert vor allem die Sauerstoff- und Blutversorgung der Gewebe, kräftigt Herz und Muskulatur, hält die Blutgefäße elastischer und die Gelenke beweglicher. Überdies trägt der vermehrte Kalorienverbrauch mit zur Vorbeugung von Übergewicht bei.

Die Fastenkur eignet sich gut, wieder mit einem Ausdauertraining zu beginnen. Das körperliche Leistungsvermögen wird durch kürzere Fastenkuren kaum eingeschränkt, spricht also nicht gegen ein Bewegungsprogramm.

Keinesfalls dürfen Sie aber versuchen, während der Kur gleich alle Versäumnisse der Vergangenheit nachzuholen, das führt zwangsläufig zur Überforderung. Vielmehr muß das Trainingsprogramm dem persönlichen Leistungsvermögen angepaßt und langfristig angelegt werden. Dann bessert das regelmäßige Training allmählich die körperliche Belastbarkeit, dementsprechend kann intensiver geübt werden.

Das optimale Bewegungsprogramm

- Das Training muß konsequent absolviert werden, das bedeutet täglich zweimal je 5 bis 10 Minuten Gymnastik unter offenem Fenster und wöchentlich mindestens dreimal 30 Minuten Ausdauersport an der frischen Luft. Ungeübte, ältere und geschwächte Menschen können diese Leistung aber nicht sofort erbringen, sondern müssen durch regelmäßiges Training erst wieder eine ausreichende Kondition aufbauen. Befragen Sie im Zweifel Ihren Therapeuten, wie Sie trainieren sollen.

Kraftsportarten erfordern eine kurze hohe Kraftentfaltung und eignen sich daher nicht zum Ausdauertraining.

• Die Anstrengung beim Bewegungsprogramm hängt vom individuellen Leistungsvermögen ab. Etwa 70 % der Leistungsfähigkeit sollten gefordert werden, damit man ausreichend trainiert, aber noch Leistungsreserven behält. Das erkennt man am Herz-(Puls-)schlag, der sich beim Training auf Werte um 170 bis 180 minus Lebensalter erhöhen soll (bei einem 30jährigen zum Beispiel auf 140 bis 150, bei einem 60jährigen nur noch auf 110 bis 120 Schläge pro Minute). Diese Regel gilt aber nur für Gesunde; kranke und geschwächte Menschen müssen den Therapeuten befragen. Die Pulsfrequenz wird während des Trainings zwischendurch am Handgelenk oder an der Halsschlagader kontrolliert. Mittlerweile gibt es auch elektronische Meßgeräte, die das Verfahren vereinfachen. Wenn Ihnen die regelmäßige Pulskontrolle zu umständlich erscheint, können Sie sich auch nach der (allerdings ungenauen) einfachen Faustregel richten: Die Anstrengung wird so dosiert, daß man nicht außer Atem gerät, sondern sich beim Training noch unterhalten könnte; wenn das nicht mehr gelingt, überfordert man die individuelle Leistungsfähigkeit bereits.
• Die körperliche Ausdauer wird durch ein Bewegungsprogramm gefördert, das mindestens ein Siebtel (besser mehr) der gesamten Körpermuskulatur beansprucht. Das erreicht man durch alle Bewegungsformen, bei denen die Beinmuskulatur trainiert wird, vor allem flottes Gehen, Joggen oder Radfahren.

Wenn diese drei Bedingungen erfüllt werden, nützt das Bewegungsprogramm der Gesundheit. Hinzu kommt, daß man die Technik der verschiedenen Bewegungsformen (zum Beispiel Lauftechnik) richtig beherrschen muß. Das ist wichtig, um Fehlbelastungen der Gelenke, Muskeln und Sehnen durch falsche Technik zu verhüten. Am besten erlernt man die Technik nach Anleitung eines erfahrenen Trainers, zum Beispiel im Sportclub oder beim Lauftreff. Zwar gibt es auch genügend Literatur zu den einzelnen Sportarten, erfahrungsgemäß läßt sich die richtige Technik allein daraus aber schlechter erlernen.

Gymnastik für die Gesundheit

Gymnastik bildet die Grundlage des Trainingsprogramms. Sie muß Übungen für Arme, Beine, Bauch und Rücken enthalten, damit der Körper ausreichend trainiert wird. Empfehlenswert ist Gymnastik morgens gleich nach dem Aufstehen und abends vor dem Schlafengehen. Ungeübte trainieren zweimal täglich etwa 5 Minuten, Geübte zweimal 10 Minuten; letzteres genügt zum Dauertraining. Im Tagesverlauf können zusätzlich noch kurze Übungen eingeschoben werden, um Fehl- und Überbelastungen zum Beispiel bei der Arbeit auszugleichen.

Ausdauersport wird drei- bis viermal wöchentlich absolviert, das genügt zum dauernden Training. Es spricht aber auch nichts dagegen, Sport als Hobby häufiger zu betreiben, wenn man nur jede Überforderung vermeidet. Ungeübte und geschwächte Menschen werden zunächst oft schon durch 5 bis 10 Minuten Sport ausreichend gefordert. Anzustreben ist aber ein Sportprogramm, das mindestens 30 Minuten dauert. Durch konsequentes Training verbessert sich das persönliche Leistungsvermögen allmählich so gut, daß schließlich problemlos 30 Minuten lang geübt werden kann.

In Frage kommen alle Sportarten, die maßvoll möglichst viele Muskelgruppen beanspruchen, insbesondere flottes Gehen (das schafft fast jeder), Jogging, Radfahren oder Schwimmen. Die Sportarten sollen so ausgewählt werden, daß sie auch Spaß machen; dann trainiert man ungezwungener und vermindert das Verletzungsrisiko.

Ergänzen Sie Ihr Grundprogramm aus Gymnastik und Sport durch Spaziergänge, Wanderungen und Radtouren.

Radfahren ist ein idealer Ausdauer- sport, da hierbei viele Muskeln beansprucht werden.

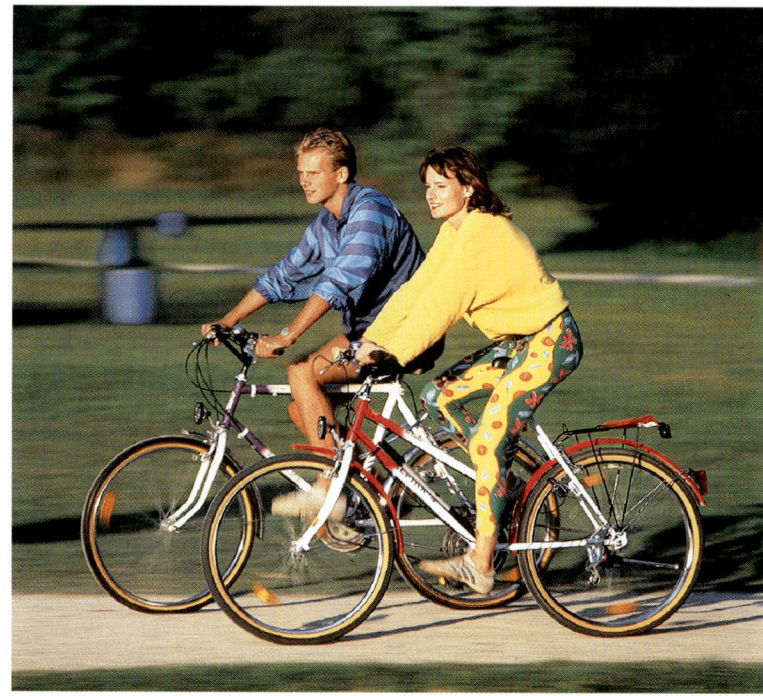

Das richtige Bewegungsprogramm führt bald zur besseren Gesundheit und Leistungsfähigkeit, indirekt wirkt es sich sogar günstig auf das Seelenleben aus. Als gesundes Hobby kann das Training viel Spaß machen, insbesondere beim gemeinsamen Üben in der Gruppe.

Vorsicht: Training sollte nicht zu suchtartigem Verhalten ausarten.

Das darf aber nie zum verbissenen Leistungsstreben oder gar zu suchtartigem Verhalten ausarten. Wenn Sie feststellen, daß Sie immer häufiger und länger trainieren, auf Warnzeichen der Über- forderung nicht achten und sich unwohl fühlen, wenn das gewohn- te Training einmal ausfällt, können das Anzeichen einer »Sucht nach Sport« sein, die schließlich unweigerlich die Gesundheit rui- niert. Ziehen Sie dann rechtzeitig die Notbremse, indem Sie das Trainingsprogramm wieder auf ein vernünftiges Maß normalisie- ren. Gelingt das nicht mehr aus eigener Kraft, muß der Therapeut zugezogen werden.

Entspannung/Meditation

Streß, Hektik und Reizüberflutung des Alltags überfordern viele Menschen. Dem beugen die während der Fastenkur eingeführten Entspannungs- oder Meditationsübungen vor. Wenn diese regelmäßig zweimal täglich durchgeführt werden, beherrschen Sie sie allmählich so gut, daß Sie praktisch überall in Minutenschnelle auf tiefe Entspannung und Versenkung umschalten können.

Entspannung kann zur praktischen Lebenshilfe werden, die Sie bald nicht mehr missen wollen.

Es führte zu weit, hier ein ausführliches Trainingsprogramm vorzustellen. Dazu gibt es genügend Literatur und Kurse an Volkshochschulen, bei einigen Krankenkassen und niedergelassenen Therapeuten. Die Teilnahme an solchen Kursen ist zu empfehlen, denn dabei erlernen Sie die Techniken korrekt und können Probleme gleich mit dem erfahrenen Kursleiter besprechen.

Anfänger sollten mindestens zweimal täglich, bevorzugt morgens nach dem Erwachen im Bett und abends vor dem Einschlafen, die Technik üben. Erst wenn sie gut beherrscht wird, also die Entspannung »auf Kommando« gelingt, kann das Training einmal täglich genügen. Außerdem sollte im Tagesverlauf immer wieder einmal eine kurze Entspannungspause eingelegt werden, aus der man erholt, frischer und leistungsfähiger erwacht.

Üben Sie regelmäßig, bis die Entspannung »auf Kommando« gelingt.

Die folgenden Entspannungstechniken haben sich nach praktischer Erfahrung am besten bewährt, weil sie einfach zu erlernen sind. Im Grunde kommt es aber nicht so sehr darauf an, welche Methode Sie auswählen. Wichtig ist, daß Sie von der Technik überzeugt sind und regelmäßig üben, dann stellt sich der Erfolg über kurz oder lang meist deutlich ein.

Autogenes Training

Autogenes Training (kurz AT), der »Klassiker« unter den Entspannungstechniken, findet bei uns nach wie vor die meisten Anhänger. Die Methode ist systematisch aufgebaut, das erleichtert das Erlernen und selbständige Üben.

Die 6 Übungen der AT-Unterstufe können Sie in einem Kurs erlernen.

Die 6 Übungen der Unterstufe sollen möglichst im Kurs oder Einzelunterricht erlernt werden, um Fehler und anfängliche Mißerfolge zu vermeiden. Nach 12 Wochen, wenn alle Übungen korrekt durchgeführt werden können, setzt man das Training dann konsequent täglich ein- bis zweimal fort. Im Lauf der Zeit stellen sich Ruhe und Entspannung immer schneller ein. Gut Trainierte können praktisch jederzeit und fast überall rasch auf Entspannung umstellen, eine wichtige Hilfe zum Beispiel bei akutem Streß. Über das vegetative Nervensystem werden aber auch viele körperliche Funktionen, die man willkürlich nicht beeinflussen kann (zum Beispiel Herzschlag), indirekt harmonisiert. AT trägt also auch mit zur körperlichen Gesundheit bei. Das Trainingsprogramm wurde bereits kurz vorgestellt (siehe Seite 84).

Progressive Muskelrelaxation

Progressive Relaxation spielt im angloamerikanischen Sprachraum eine ähnlich wichtige Rolle wie AT bei uns. Mittlerweile findet die Technik aber auch im deutschsprachigen Raum mehr Anhänger. Deshalb werden inzwischen genügend Kurse angeboten, in denen die Methode nach fachlicher Anweisung korrekt eingeübt werden kann.

AT oder progressive Muskelrelaxation?

Auch progressive Relaxation erleichtert das Training durch den systematischen Aufbau. Der entscheidende Unterschied zum AT besteht darin, daß die Entspannung nicht nur durch Vorstellungen erreicht, sondern unmittelbar erlebt wird. Dazu werden die einzelnen Muskelgruppen zunächst willentlich kurz angespannt und danach wieder gelockert. So erreicht man eine ähnlich tiefe Entspannung wie durch AT. Wer sich allein durch Vorstellungen schwer entspannen kann, erzielt mit der progressiven Relaxation oft eine bessere Wirkung.

Auch diese Technik wurde bereits kurz beschrieben (siehe Seite 84f.)

Weitere Techniken zur Entspannung

Als weitere Techniken zur Entspannung kommen zum Beispiel noch Selbsthypnose und Meditationsübungen wie Yoga oder transzendentale Meditation in Betracht. Sie sagen manchen Menschen mehr als AT oder progressive Relaxation zu. Insbesondere die Meditation fand bei uns bereits viele Anhänger, denen Methoden wie AT zu rational aufgebaut erscheinen. Sie suchen nicht nur tiefe Entspannung, sondern auch Erfahrungen jenseits von Verstand und Logik. Sofern das nicht mit Flucht aus der Realität endet, spricht nichts dagegen, auf diese Weise zu üben. Auch hier gilt wieder, daß das Training unter fachlicher Anleitung erlernt werden soll.

Autosuggestion in tiefer Entspannung

Tiefe Entspannung bewirkt überdies, daß das Unbewußte aufnahmefähiger für positive Autosuggestionen (Selbstbeeinflussung) wird. Damit kann man bestimmte Ziele erreichen, zum Beispiel besser schlafen, im Alltag ruhiger und gelassener bleiben, Prüfungen leichter meistern, Ängste und Depressionen beeinflussen, die Entwöhnung von suchthaften Gewohnheiten unterstützen oder körperliche Beschwerden (zum Beispiel Schmerzen) lindern.

Die Selbstbeeinflussung erfolgt durch formelhafte Vorstellungen, die man sich in tiefer Entspannung einprägt. Über kurz oder lang werden richtig formulierte Vorstellungen vom Unbewußten angenommen und gehen dann unwillkürlich in Erfüllung. Erzwingen läßt sich das aber nicht, man muß beharrlich üben und die positiven Suggestionen ständig wiederholen, bis der gewünschte Erfolg eintritt.

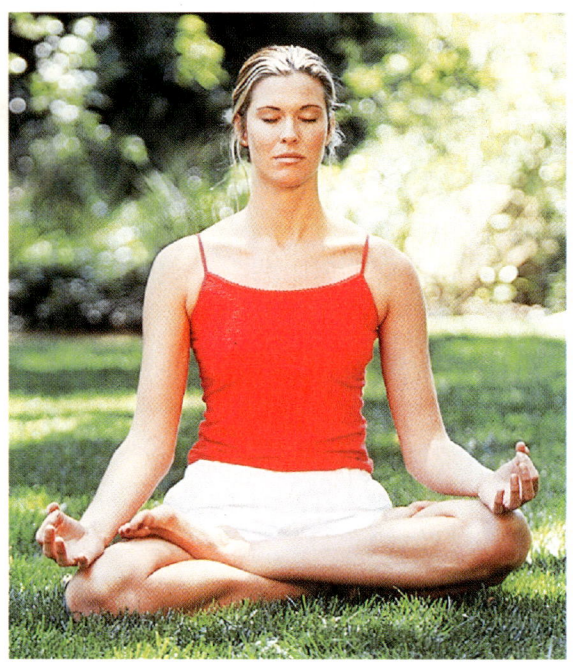

In tiefer Entspannung können Sie positive Suggestionen gezielt einsetzen, um bestimmte Probleme zu bewältigen.

Die Kombination der Entspannung mit Autosuggestionen verbreitet das Wirkungsspektrum erheblich, insbesondere weil die positiven Vorstellungen nicht allgemein wirken, sondern gezielt eingesetzt werden können. Gerade wegen dieser guten Wirkung soll die Autosuggestion aber zunächst nach fachlicher Anleitung erlernt werden. Das vermeidet Fehler, die unter Umständen zu unerwünschten Auswirkungen führen könnten. Wer positive Selbstbeeinflussung erst einmal gut beherrscht, verfügt damit über eine hochwirksame praktische Lebenshilfe, die in zahlreichen Situationen erfolgreich genutzt werden kann.

Kreatives Streßmanagement

Richtiges Streßmanagement setzt zunächst voraus, daß unproduktive und vermeidbare Streßfaktoren konsequent ausgeschaltet werden. Sie verbrauchen nur unnötig Kraft und Energie, tragen aber nichts zur erfolgreichen Lebensbewältigung bei.

Wer einmal selbstkritisch seine individuelle Streßsituation überprüft, wird meist auf Anhieb viele Streßfaktoren erkennen, die überflüssig sind. Dabei darf man nicht nur an den Beruf denken, auch im Privatleben finden sich vermeidbare Belastungen.

Konzentrieren Sie sich auf die wirklich wichtigen Aufgaben.

Analysieren Sie gründlich Ihre Streßsituation, um zu erkennen, welche Belastungen abgebaut werden können. Setzen Sie das dann konsequent durch, damit Sie nicht unnötig Kraft und Energie verzetteln. Erfolgreiche Menschen zeichnen sich meist auch dadurch aus, daß sie es verstehen, sich auf die wirklich wichtigen Aufgaben zu konzentrieren.

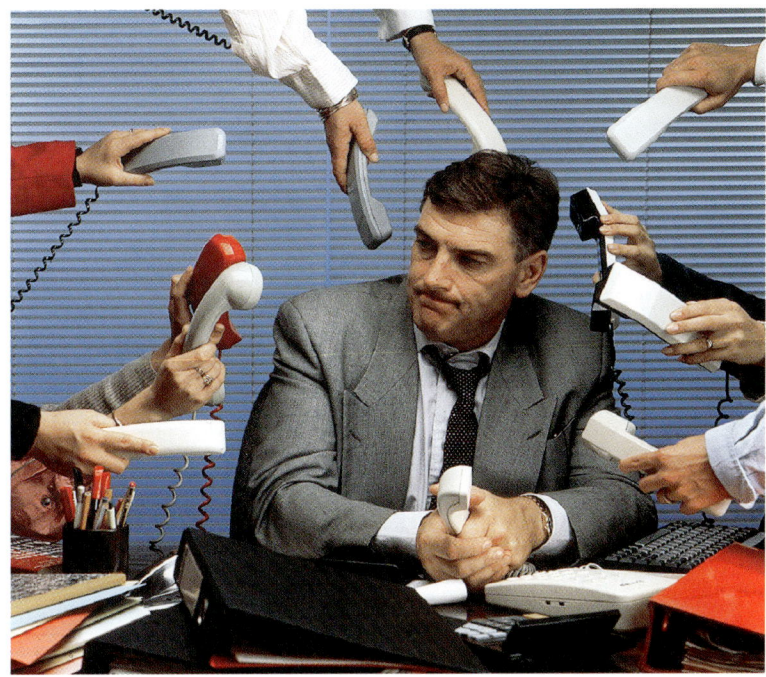

Ferner erfordert richtiger Umgang mit Streß eine gewisse Kontrolle über die Streßreaktionen. Dazu benötigt man eine Entspannungstechnik, mit der man nach einiger Übung das vegetative Nervensystem gut beeinflussen kann. Schließlich gilt es, die individuelle Streßtoleranz zu erhöhen, also den Grad der Belastung, der ohne Gefährdung der Gesundheit verkraftet wird. Grundlage einer höheren Streßtoleranz bilden Vollwertkost und ausreichend Bewegung. Damit wird das Leistungsvermögen verbessert, also auch mehr Streß ertragen und bewältigt. Zusätzlich fördert tiefe Entspannung die schnelle Regeneration, zum andern kann durch gezielte Selbstbeeinflussung die Leistungsmotivation gesteigert werden.

Eine mehrwöchige Kur mit Ginseng oder Eleutherokokkus erhöht die Streßtoleranz und verbessert des Leistungsvermögen.

Normalerweise genügen die beschriebenen Maßnahmen, um nach der Fastenkur gesünder zu leben. Im Einzelfall können weitere Veränderungen der früheren Lebens- und Ernährungsweise angebracht sein, das besprechen Sie am besten mit dem Therapeuten.

Sachregister